U0301051

社区卫生服务医院感染分级实用 *手册*

主　编　李　明　杜兆辉

主　审　高晓东

副主编　张胜冰　凡　芸　刘薇群

人民卫生出版社

图书在版编目（CIP）数据

社区卫生服务医院感染分级实用手册 / 李明，杜兆辉主编 . —北京：人民卫生出版社，2019

ISBN 978-7-117-28650-3

Ⅰ.①社… Ⅱ.①李…②杜… Ⅲ.①社区 – 医院 – 感染 – 卫生管理 – 手册 Ⅳ.①R197.323-62

中国版本图书馆 CIP 数据核字（2019）第 133898 号

| 人卫智网 | www.ipmph.com | 医学教育、学术、考试、健康、购书智慧智能综合服务平台 |
| 人卫官网 | www.pmph.com | 人卫官方资讯发布平台 |

版权所有，侵权必究！

社区卫生服务医院感染分级实用手册

主　　编：李　明　杜兆辉
出版发行：人民卫生出版社（中继线 010-59780011）
地　　址：北京市朝阳区潘家园南里 19 号
邮　　编：100021
E - mail：pmph @ pmph.com
购书热线：010-59787592　010-59787584　010-65264830
印　　刷：三河市潮河印业有限公司
经　　销：新华书店
开　　本：889 × 1194　1/64　印张：3　字数：101 千字
版　　次：2019 年 8 月第 1 版
　　　　　2020 年 12 月第 1 版第 2 次印刷
标准书号：ISBN 978-7-117-28650-3
定　　价：25.00 元

打击盗版举报电话：010-59787491　E-mail：WQ @ pmph.com
（凡属印装质量问题请与本社市场营销中心联系退换）

编委 （按姓氏笔划排序）

凡　芸
上海市浦东新区医疗机构管理中心
马秀君
上海市浦东新区祝桥社区卫生服务中心
王晓燕
上海市静安区静安寺社区卫生服务中心
朱梅华
上海市浦东新区花木社区卫生服务中心
乔春娟
上海市青浦区重固社区卫生服务中心
刘颖颜
上海市浦东新区迎博社区卫生服务中心
刘薇群
上海市浦东新区周浦医院
江长缨
上海市浦东新区南码头社区卫生服务中心
杜兆辉
上海市浦东新区上钢社区卫生服务中心 /
上海市浦东新区医疗机构管理中心

李　明
上海市浦东新区周浦医院 /
上海市浦东新区医疗机构管理中心
杨春琴
上海市静安区彭浦社区卫生服务中心
张胜冰
上海市浦东新区医疗机构管理中心
邵　萌
上海市浦东新区潍坊社区卫生服务中心
赵纯红
上海市浦东新区沪东社区卫生服务中心
胡雪英
上海市徐汇区长桥社区卫生服务中心
诸小红
上海市奉贤区西渡社区卫生服务中心
黄永霞
上海市浦东新区金杨社区卫生服务中心
蒋文珍
上海市浦东新区北蔡社区卫生服务中心
褚丽萍
上海市松江区车墩镇社区卫生服务中心

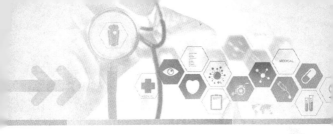

前　言

　　社区卫生服务是城市卫生工作的重要组成部分。社区卫生服务中心是以社区人群为服务对象的基层医疗服务机构，承担着国家基本医疗和基本公共卫生服务职能。随着家庭医生签约服务的深入开展，基本医疗服务也逐步从基层医疗机构延伸到社区和家庭。社区卫生服务中心及其下属医疗站点，或医务人员赴居委会、家庭开展有关服务，都存在易感人群聚集。这就使得周围环境中存在大量传染致病菌、多重耐药菌和条件致病菌等，导致医院感染现象时有发生。因此，做好各项感染控制措施，防止传染病和感染性疾病在社区卫生服务中心发生和传播，是保障患者、社区居民及医务人员安全的重要手段之一。

　　为便于社区医疗服务机构的工作人员能便捷地查看和熟练掌握医院感染控制的基本知识、法律法规及控制措施，切实落实医院感染控制制度，提高社区卫生服务的医院感染管理水平，由上海市社区卫生协会社区卫生服务中心主任联盟、老年保健专委会、社区护理专委会及上海市浦东新区医疗机构管理中心等部门，结合社区医院感染的日常工作，邀请了医院感染控制专家和各社区卫生服务中心负责医院感染控制的管理人员，共同编写了这本对临床工作有指导作用的《社区卫生服务医院感染分级实用手册》。

　　本手册共分三章，涵盖社区卫生服务医院感染基础知识、重点部门和重点环节等方面内容。编写过程中参考了《医院感染管理办法》《医院感染诊断标准》《医院隔离技术规范》《医疗机构消毒技术规范》等相关国标、行标、地标和规范指南，结合社区卫生服务实际工作内容，力求体现规范性、有效性、针对性和实用性。采用"一问一答"形式，配有插图、表格，形象直观、易懂、可操作性强，希望能够解决社区卫生工作中涉及的医院感染问题，切实提高社区医院感染预防和控制水平。本手册不仅可供社区卫生服务感染管理专职人员使用，而且是社区医务人员，尤其是医院感染控制重点部门工作人员的必备用书。

　　由于编写时间仓促，水平有限，尽管全体编写人员做了最大努力,手册内容难免存在不足和疏漏之处,敬请各位专家和社区卫生机构的医护人员提出宝贵意见,以便我们不断完善和改进。

最后,真诚感谢参与本书编写的各位编委!感谢给予指导的各位专家!

李　明　杜兆辉

2019 年 5 月

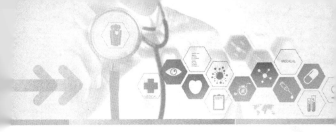

目　录

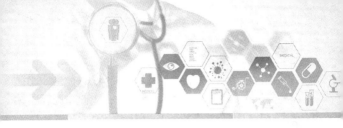

第一章 社区卫生服务医院感染基础知识

第一节 概念部分

1. 医院感染定义是什么?

医院感染是指住院病人在医院内获得的感染,包括在住院期间发生的感染和在医院内获得出院后发生的感染,但不包括入院前已开始或者入院时已处于潜伏期的感染。医院工作人员在医院内获得的感染也属医院感染。医院感染的对象主要是住院病人和医院工作人员。

2. 根据病原体来源不同,医院感染可分为几类?

根据病原体来源不同,医院感染可分为内源性感染和外源性感染。

内源性感染又称自体性感染,是指来自患者身体某些部位的病原体引起的感染,如皮肤、鼻部、口腔、胃肠道、阴道等部位正常情况下定植的细菌或者真菌。

外源性感染是指来自患者身体之外的病原体引起的感染,如患者所处的医疗环境、医疗护理设施、医疗器械及用品、患者接触的医务人员和探视者等。

3. 何为医源性感染?

医源性感染是指在医学服务中,因病原体传播引起的感染。

易引起医源性感染的因素包括:侵袭性操作;使用消毒或灭菌不合格的医疗器械或设备;医疗环境污染严重,如物体表面、空气、医务人员的手等;输入已被污染的药品、血液或血液制品等;医务人员的职业暴露等。

4. 何为特殊病原体的医院感染?

特殊病原体的医院感染是指发生甲类传染病或依照甲类传染病管理的乙类传染病的医院感染。

5. 医院感染的传播途径有哪些?

医院感染的传播途径有:接触传播(直接接触和间接接触)、飞沫传播、空气传播、医源性传播(药物和血液)、公共媒介传播等。

6. 医院感染的诊断标准是什么?

(1)下列情况属于医院感染

1)无明确潜伏期的感染,规定入院48h后发生的感染为医院感染;有明确潜伏期的感染,自入院时起超过平均潜伏期后发生的感染为医院感染。

2) 本次感染直接与上次住院有关。

3) 在原有感染基础上出现其他部位新的感染(除外脓毒血症迁徙灶),或在原感染已知病原体基础上又分离出新的病原体(排除污染和原来的混合感染)的感染。

4) 新生儿在分娩过程中和产后获得的感染。

5) 由于诊疗措施激活的潜在性感染,如疱疹病毒、结核杆菌等的感染。

6) 医务人员在医院工作期间获得的感染。

(2) 下列情况不属于医院感染

1) 皮肤黏膜开放性伤口只有细菌定植而无炎症表现。

2) 由于创伤或非生物性因子刺激而产生的炎症表现。

3) 新生儿经胎盘获得(出生后 48h 内发病)的感染,如单纯疱疹、弓形体病、水痘等。

4) 患者原有的慢性感染在医院内急性发作。

医院感染一旦确认,应按临床诊断报告,力求做出病原学诊断。

7. 社区卫生服务常见医院感染有哪些?

(1) 呼吸系统:上呼吸道感染、下呼吸道感染。

(2) 泌尿系统:尿路感染。

（3）皮肤和软组织：皮肤感染、压疮感染。

（4）消化系统：感染性腹泻、胃肠道感染、抗菌药物相关性腹泻。

（5）血液系统：血管相关性感染。

8. 社区卫生服务常见医院感染的诊断标准和预防措施有哪些？

（1）下呼吸道感染

临床诊断：符合下述条件之一即可诊断。

1）患者出现咳嗽、痰黏稠，肺部出现湿啰音，并有下列情况之一：发热、白细胞总数和（或）嗜中性粒细胞比例增高、X 线显示肺部有炎性浸润性病变；

2）慢性气道疾病患者稳定期（慢性支气管炎伴或不伴阻塞性肺气肿、哮喘、支气管扩张症）继发急性感染，并有病原学改变或 X 线胸片显示与入院时比较有明显改变或新病变。

病原学诊断：临床诊断基础上，符合下述条件之一即可诊断。

1）经筛选的痰液，连续两次分离到相同病原体。

2）痰细菌定量培养分离病原菌数≥10^6cfu/ml。

3）血培养或并发胸腔积液者的胸液分离到病原体。

4）痰或下呼吸道采样标本中分离到非呼吸道定植的细菌或其他特殊病原体。

预防措施：

1）长期卧床患者如无禁忌证，应将床头抬高

30°，必要时翻身、拍背，预防坠积性肺炎。

2）呼吸机相关肺炎的预防：抬高床头 30°~45°，降低误吸风险；加强口腔卫生，如刷牙、擦拭、冲洗、喷雾、药物涂抹等，推荐采用 0.5%~2% 的氯己定含漱液进行口腔卫生；每日评估机械通气的必要性，尽早拔管。

3）避免受凉、过度疲劳等诱发因素。

4）病室每日做好通风换气，防止交叉感染。

5）进行气道护理时，做好手卫生。

（2）尿路感染

临床诊断：患者出现尿频、尿急、尿痛等尿路刺激症状，或有下腹触痛、肾区叩痛，伴或不伴发热，并具有下列情况之一。

1）尿检白细胞男性≥5 个 / 高倍视野，女性≥10 个 / 高倍视野，插导尿管患者应结合尿培养。

2）临床已诊断为泌尿道感染，或抗菌治疗有效而认定的泌尿道感染。

病原学诊断：临床诊断基础上，符合下述条件之一即可诊断。

1）清洁中段尿或导尿留取尿液（非留置导尿）培养革兰氏阳性球菌菌数≥10^4cfu/ml、革兰氏阴性杆菌菌数≥10^5cfu/ml。

2）耻骨联合上膀胱穿刺留取尿液培养细菌菌数≥10^3cfu/ml。

3）新鲜尿液标本经离心应用相差显微镜检查

(1×400),在 30 个视野中有半数视野见到细菌。

4）无症状性菌尿症：患者虽然无症状,但在近期（通常为 1 周）有内镜检查或留置导尿史,尿液培养革兰氏阳性球菌浓度 $\geq 10^4 cfu/ml$、革兰氏阴性杆菌浓度 $\geq 10^5 cfu/ml$,应视为泌尿系统感染。

预防措施：

1）注意个人卫生,保持会阴部和肛周皮肤清洁。

2）严格掌握导尿的适应证,避免不必要的留置导尿。

3）插管前：根据年龄、性别、尿道情况选择合适的导尿管口径、类型。成年男性宜选 16F,女性宜选 14F。

4）插管时：按照操作规范做好局部消毒,严格执行无菌操作,动作轻柔,避免尿道黏膜损伤。

5）插管后：保持集尿袋高度低于患者膀胱水平,并及时排空袋中尿液；保持尿液引流系统通畅和完整,不要轻易打开导尿管与集尿袋的接口；疑似导尿管阻塞应更换导尿管,不得冲洗；鼓励患者多饮水；医护人员在维护导尿管时,严格执行无菌操作要求。

6）尽早拔除导尿管。

（3）压疮感染

压疮感染包括压疮浅表部和深部组织感染。

临床诊断：压疮局部红、压痛或压疮边缘肿胀,并有脓性分泌物。

病原学诊断：临床诊断基础上,分泌物培养阳性。

预防措施：

1）对压疮高危患者做好"六勤"：勤观察、勤翻身、勤按摩、勤清洗、勤整理、勤更换。

2）协助患者改变体位的过程中应避免摩擦力和剪切力。

3）指导患者合理膳食，增加营养，增强皮肤抵抗力。

4）已发生压疮的患者加强创面的对症治疗和护理，促进创面愈合。

（4）抗菌药物相关性腹泻

临床诊断：近期曾应用或正在应用抗菌药物，出现腹泻，可伴大便性状改变如水样便、血便、黏液脓血便或见斑块条索状伪膜，可合并下列情况之一。

1）发热≥38℃。

2）腹痛或腹部压痛、反跳痛。

3）周围血白细胞升高。

病原学诊断：临床诊断基础上，符合下述条件之一即可诊断。

1）大便涂片有菌群失调或培养发现有意义的优势菌群。

2）如情况许可时做结肠镜检查见肠壁充血、水肿、出血，或见到 2~20mm 灰黄（白）色斑块伪膜。

3）细菌毒素测定证实。

预防措施：

1）严格控制广谱抗菌药物的使用，保护肠道正常菌群。

2）尽早进行病原学送检，并根据结果调整抗菌药物。

3）根据经验治疗与微生物检测结果尽可能转换使用窄谱抗菌药物。

4）每天评估抗菌药物使用的必要性。

（5）血管相关性感染

临床诊断：符合下述条件之一即可诊断。

1）静脉穿刺部位有脓液排出，或有弥散性红斑（蜂窝组织炎的表现）。

2）沿导管的皮下走行部位出现疼痛性弥散性红斑并除外理化因素所致。

3）经血管介入性操作，发热 >38℃，局部有压痛，无其他原因可解释。

病原学诊断：导管尖端培养和 / 或血液培养分离出有意义的病原微生物。

预防措施：

进行血管介入性操作时，应按照相关的操作规范严格执行无菌操作要求。

中央导管相关血流感染的预防：加强手卫生；做好皮肤消毒，首选氯己定 - 乙醇消毒剂，消毒时以穿刺部位为中心，由内向外缓慢旋转，涂擦 2 次，消毒范围直径≥15cm，待其完全自然干燥后方可操作；加强导管的日常维护，应由经过专项培训的人员进行相关操作;尽早拔管。

9. 医院感染暴发和疑似医院感染暴发是什么?

医院感染暴发是指在医疗机构或其科室的患者中,短时间内发生 3 例以上同种同源感染病例的现象。

疑似医院感染暴发是指在医疗机构或其科室的患者中,短时间内出现 3 例以上临床症候群相似、怀疑有共同感染源的感染病例的现象;或 3 例以上怀疑有共同感染源或共同感染途径的感染病例现象。

10. 医院感染暴发处理流程是什么?

医务人员发现有医院感染暴发或疑似医院感染暴发病例,应立即上报医院感染管理部门;医院感染管理部门经调查进行初步确认后,立即上报中心主任及医院感染突发事件应急领导小组;同时启动应急预案并采取有效处理措施,控制感染源,切断传播途径,积极实施医疗救治,保障医疗安全。经医院感染突发事件应急领导小组批准后,由医院感染管理部门按照暴发事件的分级要求进行分类报告。

(1) 发现以下情形,应在 12h 内向所在地县级卫生行政部门报告,并同时向所在地疾病预防控制机构报告:①5 例以上疑似医院感染暴发;②3 例以上医院感染暴发。

(2) 发现以下情形,应在 2h 内向所在地县级卫生行政部门报告,并同时向所在地疾病预防控制机构报告：①10 例以上的医院感染暴发；②发生特殊病原体或新发病原体的医院感染；③可能造成重大公共影响或者严重后果的医院感染。

11. 标准预防的概念是什么？

标准预防是指针对医院所有患者和医务人员采用的一组预防感染措施。包括手卫生，根据预期可能的暴露选用手套、隔离衣、口罩、护目镜或防护面罩，以及安全注射，穿戴合适的防护用品，处理患者环境中污染的物品与医疗器械等。

标准预防是基于患者的血液、体液、分泌物（不包括汗液）等非完整皮肤和黏膜均可能含有感染性因子的原则。

12. 标准预防的主要措施是什么？

（1）手卫生：包括洗手与手消毒。接触患者前后、无菌操作前、接触患者周围环境后、体液暴露后需洗手或手消毒。如手部没有可见污染，可使用速干手消毒剂消毒双手代替洗手；如手部有血液或其他体液等肉眼可见的污染时，应用肥皂（皂液）和流动水洗手。

（2）正确使用个人防护用品：在预期可能接触到血液、体液、分泌物、排泄物或其他有潜在感染性物质时，根据可能的暴露情况正确使用个人防护用品，如口罩、护目镜、防护面罩、手套、隔离衣等（图 1-1）。

（3）正确处理使用后的诊疗器械、器具；正确处理环境表面。

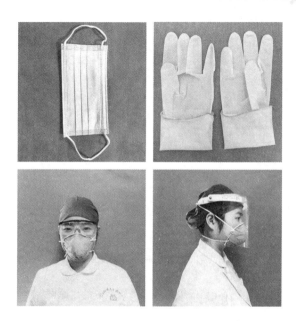

图 1-1　各类防护用品（普通医用口罩、防护手套、护目镜、防护面罩）

（4）密封运送被血液、体液、分泌物、排泄物污染的被服。

（5）安全注射：对接受注射者无害；实施注射操作的医护人员不暴露于可避免的危险中；注射的废弃物

不对他人造成危害。

（6）按规范分类、收集、转运、储存和处置医疗废物。正确处置锐器和使用锐器盒，避免引起锐器伤的操作。

（7）有呼吸道症状（如咳嗽、鼻塞、流涕等）的患者、探视者、医务人员等应采取呼吸道卫生（咳嗽礼仪）等相关感染控制措施。

（8）加强医护人员职业安全培训，提高职业防护意识。

第二节　环境清洁消毒

1. 何谓清洁、消毒、灭菌？

清洁是指去除物体表面有机物、无机物和可见污染物的过程。

消毒是指清除或杀灭传播媒介上的病原微生物，使其达到无害化的处理。

灭菌是指杀灭或清除医疗器械、器具和物品上一切微生物的处理。

2. 消毒、灭菌方法选择的原则是什么？

（1）根据物品污染后导致感染的风险高低选择相应的消毒或灭菌的方法：高度危险性物品，应采用灭菌方法处理；中度危险性物品，应达到中水平消毒以上效果的消毒方法；低度危险性物品，应采用低水平消毒方法或做清洁处理。遇有病原微生物污染时,针对所污染病原微生物的种类选择有效的消毒方法。

(2) 根据污染微生物的种类、数量,选择消毒或灭菌方法:对受到致病菌芽孢、真菌孢子、分枝杆菌和经血传播病原体(乙型肝炎病毒、丙型肝炎病毒、艾滋病病毒等)污染的物品,应采用高水平消毒或灭菌;对受到真菌、亲水病毒、螺旋体、支原体、衣原体等病原微生物污染的物品,应采用中水平以上的消毒方法;对受到一般细菌和亲脂病毒等污染的物品,应采用达到中水平或低水平的消毒方法。杀灭被有机物保护的微生物或消毒物品上微生物污染特别严重时,应加大消毒剂的使用剂量和 / 或延长消毒时间。

(3) 根据消毒物品的性质选择消毒或灭菌方法:耐热、耐湿的诊疗器械、器具和物品,应首选压力蒸汽灭菌;耐热的油剂类和干粉类等,应采用干热灭菌;不耐热、不耐湿的物品,应采用低温灭菌方法如环氧乙烷灭菌、过氧化氢低温等离子体灭菌或低温甲醛蒸汽灭菌等;物体表面消毒,应考虑表面性质,光滑表面宜选择合适的消毒剂擦拭或紫外线消毒器近距离照射,多孔材料表面宜采用浸泡或喷雾消毒法。

3. 使用紫外线消毒的注意事项有哪些?

(1) 应保持紫外线灯表面清洁。

(2) 用紫外线消毒室内空气时,房间内应保持清洁干燥。当温度低于20℃或高于40℃,相对湿度大于60%时,应适当延长照射时间。

(3)采用紫外线消毒物体表面时,应使消毒物品表面充分暴露于紫外线。

(4)采用紫外线消毒纸张、织物等粗糙表面时,应适当延长照射时间,且两面均应受到照射。

(5)采用紫外线杀灭被有机物保护的微生物和/或空气中悬浮粒子多时,应加大照射剂量。

(6)消毒时间需从灯亮5~7min后开始计时,照射后房间应通风换气,关灯后如需再开启,应间歇3~4min。

(7)室内有人时不应使用紫外线灯照射消毒。

(8)不应在易燃、易爆的场所使用。

(9)应定期监测紫外线灯管照射强度及消毒效果,紫外线强度计每年至少标定一次。

4. 紫外线灯辐照度值监测的方法及注意事项有哪些?

(1)监测方法:①紫外线辐照计测定法。开启紫外线灯5min后,将测定波长为253.7nm的紫外线辐照计探头置于被检紫外线灯下垂直距离1m的中央处,特殊紫外线灯在推荐使用的距离处测定,带仪表稳定后,所示数据即为该紫外线灯的辐照度值。②紫外线强度指示卡监测法。开启紫外线灯5min后,将指示卡置于被检紫外线灯下垂直距离1m处,有图案的一面朝上,照射1min,紫外线照射后,观察指示卡色块的颜色,将其与标准色块比较,读出照射强度(图1-2)。

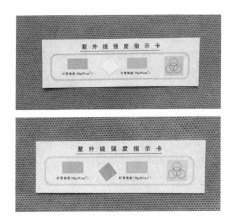

图1-2 紫外线强度指示卡(照射前、照射后)

(2) 结果判断:普通30W直管型紫外线灯,新灯管的辐照强度应符合GB 19258要求;使用中紫外线灯照射强度≥70μW/cm² 为合格;30W高强度紫外线新灯的辐射强度≥180μW/cm² 为合格。

(3) 注意事项:紫外线辐照计应在计量部门检定的有效期内使用,测定时电压(220±5)V,温度20~25℃,相对湿度<60%;紫外线强度指示卡应获得

卫生行政部门消毒产品卫生许可批准,并在有效期内使用。

5. 紫外线灯管如何清洁?

紫外线灯管在使用过程中应注意保持灯管表面的清洁,避免影响紫外线的穿透及辐射强度。建议每周用 75% 乙醇棉球擦拭一次,发现灯管表面有灰尘、油污时,应及时擦除。清洁紫外线灯管时,注意切断电源,擦拭时力度适中,忌用机油等有机溶液擦拭。

6. 医疗区域布局流程应遵循什么原则?

医疗区域布局流程应遵循洁污分开的原则,诊疗区、污物处理区、生活区等区域相对独立,布局合理,标识清楚,通风良好。同时须按照 WS/T 313-2009《医务人员手卫生规范》的要求,配备合适的手卫生设施。

7. 环境与物体表面清洁消毒基本原则有哪些?

(1) 应遵循先清洁再消毒的原则,采取湿式卫生的清洁方式。

(2) 根据风险等级和清洁等级要求制定标准化操作规程,内容应包括清洁与消毒的工作流程、作业时间和频率、使用的清洁剂与消毒剂名称、配制浓度、作用时间以及更换频率等。

(3) 应根据环境表面和污染程度选择适宜的清洁剂。

(4) 有明确病原体污染的环境表面,应根据病原体抗力选择有效的消毒剂,消毒剂的选择参考 WS/T 367-2012《医疗机构消毒技术规范》执行。消毒产品的使用按照其使用说明书执行。

(5)无明显污染时可采用卫生湿巾进行清洁与消毒。

(6)清洁病房或诊疗区域时,应有序进行,由上而下,由里到外,由轻度污染到重度污染;有多名患者共同居住的病房,应遵循清洁单元化操作。

(7)实施清洁与消毒时应做好个人防护,不同区域环境清洁人员个人防护应根据不同区域的风险等级正确选择防护用品。工作结束时应做好手卫生与人员卫生处理,手卫生应执行 WS/T 313-2009《医务人员手卫生规范》的要求。

(8)对高频接触、易污染、难清洁与消毒的表面,可采取屏障保护措施,用于屏障保护的覆盖物(如塑料薄膜、铝箔等)实行"一用一更换"。

(9)清洁工具应分区使用,实行颜色标记。

(10)宜使用微细纤维材料的擦拭布巾和地巾,使用后宜单独洗涤和消毒。手工清洗与消毒:将擦拭布巾和地巾清洗干净,分别置于 250mg/L 和 500mg/L 的有效氯消毒剂中浸泡 30min,冲净消毒液,干燥备用。自动清洗与消毒:使用后的布巾、地巾等物品放入清洗机内,按照清洗器产品的使用说明进行清洗与消毒,一般程序包括水洗、洗涤剂洗、清洗、消毒、烘干、取出备用。

（11）对精密仪器设备表面进行清洁与消毒时，应参考仪器设备说明书，关注清洁剂与消毒剂的兼容性，选择适合的清洁与消毒产品。

（12）在诊疗过程中发生患者体液、血液等污染时，应随时进行污点清洁与消毒。

（13）环境表面不宜采用高水平消毒剂进行日常消毒。使用中的新生儿床和暖箱内表面，日常清洁应以清水为主，不应使用任何消毒剂。

（14）不应将使用后或污染的擦拭布巾或地巾重复浸泡至清洁用水、使用中清洁剂和消毒剂内。

8. 手消毒剂是否可以进行物体表面消毒？

手消毒剂主要以碘类、醇类、胍类、季铵盐类、酚类为原料，以水或者乙醇为溶剂制成。普通物体表面消毒剂则主要以氯类、含溴类、过氧化物类、醇类、酚类、季铵盐类消毒剂为原料，并根据物体的特点及表面清洁程度，选择不同种类及相应浓度。手消毒剂与普通物体表面消毒剂杀灭微生物指标要求均一致，但手消毒剂作用时间更为迅速，而手消毒剂还增加了对白色念珠菌和自然菌的杀灭要求，同时在毒理学指标上，手消毒剂刺激相对较低，更安全。鉴于目前手消毒剂未有物体表面的临床试验且成本高于普通物体表面消毒剂。因此，不推荐使用手消毒剂进行物体表面的消毒。

9. 输液室和普通病房的环境及物体表面清洁顺序有什么要求?

进行输液室、病房环境及物体表面清洁时,若有污物应先移除,再清洁擦拭消毒,同时应有序进行,由上而下,由里到外,由轻度污染到重度污染。

有多名患者共同居住的病房,应遵循清洁单元化操作。邻近患者的相关区域内所有环境和物体表面为一个清洁单元,如该患者使用的病床、床边桌、监护仪、呼吸机、微泵等视为一个清洁单元,一个清洁单元结束后,再进行下一个清洁单元的清洁工作。

10. 病房内是否可以放置鲜花或盆栽绿植?

鲜花会诱发许多疾病,鲜花中的保鲜剂也是一种过敏原。对于一些呼吸疾患和易过敏人群,接触后可以引起喷嚏、咳嗽、气喘及全身瘙痒等"花粉症"。鲜花的花泥富含营养液,易造成细菌繁殖并飘浮于空气中,导致患者病情加重和恶化,危及生命。绿色植物盆栽中的泥土产生的霉菌孢子会扩散到室内空气中,可能侵入人的皮肤、呼吸道、外耳道、脑膜及大脑等部位。WS/T 509-2016《重症监护病房医院感染预防与控制规范》中要求:不应在室内摆放鲜花、干花或盆栽绿植。

11. 消毒地垫是否能起到消毒作用?

消毒地垫用来对鞋底、进入室内的推车等进行消毒,常用于肠道门诊、发热门诊、消毒供应中心、手术室门口等。近年来,消毒地垫已逐步取消使用,消毒地垫潮湿,消毒剂容易挥发,不及时清洗易藏污垢,导致细菌等微生物滋生繁殖,造成地面环境的污染。

12. 卫生湿巾的适用范围和使用方法有哪些?

卫生湿巾适用于手、皮肤、黏膜及普通物体表面的清洁杀菌。

按产品说明书规定的方法打开包装,取出卫生湿巾进行擦拭,使用后丢弃,多片包装打开后应及时封口。其中用于手的作用时间≤1min,用于完整皮肤、黏膜的作用时间≤5min,用于普通物体表面的作用时间≤30min。

第三节 常用消毒剂的使用

1. 常用消毒剂按消毒效果如何划分?

(1) 高效消毒剂:能杀灭一切细菌繁殖体(包括分枝杆菌)、病毒、真菌及其孢子等,对细菌芽孢也有一定杀灭作用的消毒制剂。包括含氯制剂、二氧化氯、邻苯二甲醛、过氧乙酸、过氧化氢、臭氧和碘酊等。

(2) 中效消毒剂:能杀灭分枝杆菌、真菌、病毒及细菌繁殖体等微生物的消毒制剂。包括碘类消毒剂(碘伏、氯己定碘等)、醇类和氯己定的复方、醇类和季铵盐类化合物的复方、酚类等。

（3）低效消毒剂:能杀灭细菌繁殖体和亲脂病毒的消毒制剂。包括季铵盐类消毒剂(苯扎溴铵等)、双胍类消毒剂(氯己定)等。

2. 各类消毒剂的使用原则有哪些?

（1）医疗机构需采购并使用符合医疗器械生产企业许可证、医疗器械经营企业许可证和医疗器械产品注册证的消毒剂。

（2）根据物品污染后的危害程度及病原体的特性,选择合适的消毒剂。

（3）根据不同的消毒物品的性质和消毒剂的性能合理匹配选择,严格掌握消毒剂的有效浓度、消毒时间、使用方法及注意事项。

（4）消毒剂应定期更换,加强监测,包括有效期监测、浓度监测、生物监测等。对有挥发性或易分解的消毒剂宜现配现用,避光阴凉处密闭保存。部分消毒剂易燃易爆,保存时应远离火源和热源。

（5）去除影响消毒效果的因素,确保物品在消毒灭菌前清洗符合要求。

（6）部分消毒剂对人体有一定毒性和刺激性,如含氯消毒剂、戊二醛等,配制和使用时应注意做好个人防护,必要时应戴防护眼镜、口罩和手套等。

（7）消毒剂仅用于皮肤、黏膜及伤口创面、诊疗器械、器具及外部环境的消毒处理,切忌内服,不能与口服药品混合摆放。消毒剂与药品应分开存放。

3. 含氯消毒剂的常用浓度有哪些？如何配制？

目前临床上常用的浓度有 500mg/L、2 000mg/L。其中含有效氯 500mg/L 适用于环境表面、中低危险性物品及被少量血液污染表面的消毒,含有效氯 2 000mg/L 可达到高水平消毒,适用于被患者大量血液、体液、排泄物、分泌物(>10ml)污染的环境表面覆盖消毒以及一些特殊病原体(如诺如病毒)污染。

配制方法见表 1-1。

表 1-1　含氯消毒剂配制方法

含氯消毒剂	配置浓度 /（mg·L⁻¹）	使用量	加水量 /ml
次氯酸钠消毒液	500	10ml	990
(原液有效氯 5%)	2 000	40ml	960
泡腾消毒片	500	1 片	1 000
(每片有效氯 500mg)	2 000	4 片	1 000

4. 配制好的含氯消毒剂如何进行浓度监测？

配制好的含氯消毒剂应在充分混匀后进行浓度测定。取适当长度的一段测氯试纸,将一端浸入消毒液并立即取出,于 30s 内将试纸在自然光线下与标准色块进行比对,读出对应颜色所示的浓度值(图 1-3)。需注意的是,超过 1min 后,测氯试纸显示的颜色已失效,不能再作为判断浓度的依据。

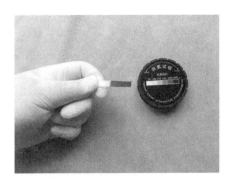

图 1-3　读取含氯消毒液浓度值

5. 含氯消毒剂的使用方法有哪些?

(1) 浸泡法:将待消毒的物品浸没于装有含氯消毒剂溶液的容器中,加盖。对细菌繁殖体污染物品的消毒,用含有效氯 500mg/L 的消毒液浸泡 >10min;对经血传播病原体、分枝杆菌和细菌芽孢污染物品的消毒,用含有效氯 2 000~5 000mg/L 消毒液,浸泡 >30min。

(2) 擦拭法:大件物品或其他不能用浸泡消毒的物品用擦拭消毒,消毒所用的浓度和作用时间同浸泡法。

(3) 喷洒法:对一般污染的物品表面,用含有效氯 400~700mg/L 的消毒液均匀喷洒,作用 10~30min;对经血传播病原体、结核杆菌等污染表面的消毒,用含有效氯 2 000mg/L 的消毒液均匀喷洒，作用 >60min。喷洒后有强烈的刺激性气味，人员应离开现场。

（4）干粉消毒法：对分泌物、排泄物的消毒，用含氯消毒剂干粉加入分泌物、排泄物中，使有效氯含量达到 10 000mg/L，搅拌后作用 >2h；对医院污水的消毒，用干粉按有效氯 50mg/L 用量加入污水中，并搅拌均匀，作用 2h 后排放。

6. 含氯消毒剂的配制可以用冷开水吗？

《医疗机构消毒技术规范》中规定，含氯消毒剂使用蒸馏水稀释成所需浓度，该规范适用范围为物品、物体表面、分泌物和排泄物的消毒。《普通物体表面消毒剂》里的含氯消毒剂的配制则使用的是自来水（生活饮用水）。两种稀释液临床上较为常用，由于蒸馏水的制作较为烦琐，所以一些机构使用凉开水替代蒸馏水。自来水由于本身经过消毒处理含有少量的有效氯成分及其他杂质，开水在煮沸后依然保留了一些矿物质和无机杂质。因开水水温过高可使氯气快速分解逸出，为确保配制浓度的准确性，建议优先使用蒸馏水，其次可使用冷却后的开水。

7. 含氯消毒剂擦拭过的地面、桌面及物体表面需要常规清水再擦拭吗？

含氯消毒剂对皮肤、眼睛、呼吸道均有刺激，必要时，消毒至规定时间后，应用自来水擦拭或冲洗干净。如含氯消毒液对消毒物品有腐蚀时，作用至规定时间,应用清水冲洗干净。

8. 各类消毒剂开启后使用期限是什么?

（1）醛类:戊二醛在 20~25 ℃温度条件下,加入 pH 调节剂和亚硝酸钠后的戊二醛溶液连续使用时间应≤14d;邻苯二甲醛需密封避光,置于阴凉、干燥、通风的环境中保存,消毒液连续使用应≤14d。

（2）过氧化物类:过氧乙酸不稳定,原液浓度低于 12% 时不应使用,稀释液应现用现配,使用时限≤24h;二氧化氯应置于干燥、通风处保存,稀释液应现用现配,使用时限≤24h。

（3）含氯消毒剂:粉剂置于阴凉避光处、防潮、密封保存;水剂应置于阴凉避光处、密闭保存。消毒液应配现用,使用时限≤24h。

（4）酸性氧化电位水:应选用避光、密闭、硬质聚氯乙烯材质制成的容器储存。室温下贮存不超过 3d。

（5）皮肤类消毒剂:碘伏、复合碘消毒剂、季铵盐类、氯己定类、碘酊、醇类皮肤消毒剂应注明开瓶日期或失效日期,开瓶后的有效期应遵循厂家的使用说明,无明确规定使用期限的应根据使用频次、环境温湿度等因素确定使用期限,确保微生物污染指标低于 100cfu/ml,连续使用最长不应超过 7d。

9. 医疗场所消毒剂的气味对人体健康的危害有哪些?

戊二醛、甲醛、过氧乙酸、含氯消毒剂等在空气中挥发出刺激性的气味,对皮肤和呼吸道黏膜均有损害,其中醛类消毒剂还具有潜在致癌性。所以该类消毒剂应在通风良好处使用,加强空气流通,并做好自身防护,必要时可应用机械排风设备。另一类用于皮肤及黏膜消毒的消毒剂毒性和刺激性较小,如醇类、碘类、胍类、季铵盐类,这类消毒剂大多无刺激性气味,但对呼吸道和皮肤有一定的致敏性。所以对该类产品过敏的临床医护人员应避免使用,如确需接触,使用时需适当采取防护措施,如戴口罩和手套。

第四节　手卫生

1. 什么是手卫生?

医务人员洗手、卫生手消毒和外科手消毒的总称。

2. 什么是洗手?

医务人员用洗手液和流动水洗手,去除手部皮肤污垢、碎屑和部分致病菌的过程。

洗手方法:

(1) 在流动水下,使双手充分淋湿。

(2) 取适量洗手液,均匀涂抹至整个手掌、手背、手指和指缝。

(3) 认真揉搓双手至少 15s,应注意清洗双手所有皮肤,包括指背、指尖和指缝,具体揉搓步骤如下(图1-4)。

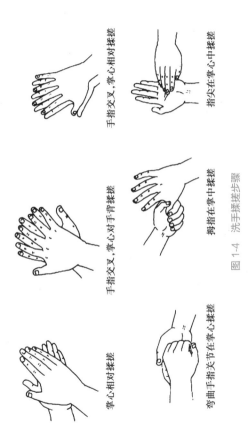

手指交叉，掌心相对揉搓

指尖在掌心中揉搓

手指交叉，掌心对手背揉搓

拇指在掌中揉搓

掌心相对揉搓

弯曲手指关节在掌心揉搓

图1-4　洗手揉搓步骤

- 掌心相对,手指并拢,相互揉搓。
- 手心对手背,沿指缝相互揉搓,交换进行。
- 掌心相对,双手交叉指缝相互揉搓。
- 弯曲手指使关节在另一手掌心旋转揉搓,交换进行。
- 右手握住左手大拇指旋转揉搓,交换进行。
- 将五个手指尖并拢放在另一手掌心旋转揉搓,交换进行。

(4) 在流动水下彻底冲净双手,擦干,取适量护手液护肤。干手过程中应避免二次污染。

3. 什么是卫生手消毒?

医务人员使用速干手消毒剂揉搓双手,以减少手部暂居菌的过程。

取足量速干手消毒剂均匀涂抹于双手手掌、手背、手指和指缝,按六步洗手法搓揉双手至少 15s,待手上的速干手消毒剂彻底干燥后才能进行下一步操作。

4. 什么是外科手消毒?

外科手术前医务人员用洗手液和流动水洗手,再使用外科手消毒剂清除或者杀灭手部暂居菌和减少常居菌的过程。外科手消毒范围:从指尖到肘上 10cm。使用的手消毒剂可具有持续抗菌活性。

5. 哪些情况下必须选择洗手?哪些情况下可以选择卫生手消毒(即速干手消毒剂)?

(1) 当手部有血液或他体液等肉眼可见的污染

时,应用洗手液和流动水洗手。

（2）手部没有肉眼可见的污染时,宜使用速干手消毒剂消毒双手代替洗手。

6. 手卫生合格标准是什么?

卫生手消毒后细菌菌落总数应≤10cfu/cm², 外科手消毒后细菌菌落总数应≤5cfu/cm²。

7. 世界卫生组织手卫生指征有哪些?

世界卫生组织（WHO）手卫生指征:接触患者前、进行清洁（无菌）操作前、体液暴露后、接触患者后和接触患者周围环境后（图1-5）。

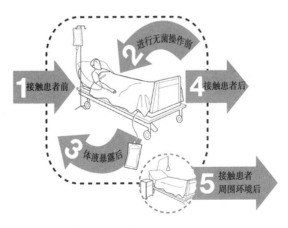

图1-5　WHO 5 个手卫生指征

需注意的是:戴手套不能取代手卫生。若符合上述手卫生指征且需戴手套时,则戴手套前或脱手套后,仍需执行手卫生。

8. 手消毒剂开启后的有效期是什么?

易挥发性的醇类产品开瓶后的使用期不超过30d;不易挥发的产品开瓶后的使用期不超过60d。需注明开启时间,对于业务量较小,确实存在开启后规定时间内使用不完的情形,建议使用小包装,以减少速干手消毒剂被污染或者资源浪费的情况。

第五节　医护人员职业防护

1. 何为职业暴露?

医务人员在从事职业活动中,通过眼、口、鼻及其他黏膜、破损皮肤或非胃肠道接触血源性病原体的血液或其他潜在传染性物质的意外事件。其中,非胃肠道接触是指通过针刺、咬伤、擦伤和割伤等途径穿透皮肤或黏膜屏障接触血源性病原体的状态。

2. 暴露后预防包括哪些措施?

暴露后预防是指在接触可能感染血源性病原体的血液或其他体液之后,应立即采取的一整套预防措施,包括应急处理、报告登记,对暴露源、暴露者的评价,并根据评价结果采取相应的接触后预防措施,咨询与随访等。

3. 发生职业暴露后,应如何进行局部应急
处理?

发生血源性病原体职业暴露后应立即进行局部
处理。包括:

(1) 皮肤、黏膜暴露:用肥皂液和流动水彻底清洗
被污染的皮肤,用生理盐水或无菌水反复冲洗被污染
的黏膜。发生暴露后,暴露者应立即就近采取最便利
的措施进行彻底冲洗,这是一项清除污染源、阻断接
触的基本措施。

(2) 锐器伤:轻轻由近心端向远心端挤压,避免挤
压伤口局部,尽可能挤出损伤处的血液,边挤边用流
动水进行冲洗;如有肥皂水,可先用肥皂水冲洗,再用
流动水冲洗。冲洗完毕后,用 75% 酒精或 0.5% 碘伏
进行消毒,并包扎伤口(图 1-6)。

(3) 紧急局部处理后,应填写职业暴露登记表,按
照本单位制定的职业暴露报告流程报告相关管理部
门,并进行暴露评估和暴露后干预。

4. 发生职业暴露后如何进行暴露风险评估?

医务人员发生职业暴露后,应根据暴露于体液
的类型、暴露源、暴露途径等情况评估被暴露者发生
乙型肝炎病毒(hepatitis B virus, HBV)、艾滋病病毒
(human immunodeficiency virus, HIV)、丙型肝炎病毒
(hepatitis C virus, HCV)的风险。

(1) 体液类型和量:血液、含血液的体液、具有潜

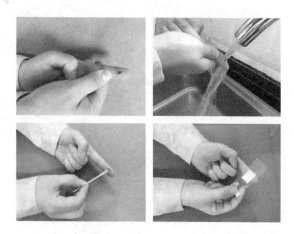

图 1-6　锐器伤后伤口的处理步骤(挤压、冲洗、消毒、包扎)

在传染性的体液或组织、浓缩的病毒。

（2）暴露途径：经皮穿刺、黏膜暴露、破损皮肤暴露或咬伤。

（3）暴露源免疫状态：是否为乙肝表面抗原（hepatitis B surface antigen，HBsAg）阳性、HCV、HIV 抗体阳性。如果暴露源免疫状态未知，对于已知暴露源应及时检测 HBsAg、HCV、HIV 抗体；如果暴露源未知，要评估接触者被 HBV、HCV、HIV 感染的风险。不应检测被废弃的针具或注射器的病毒污染情况。

（4）评价接触者：通过乙肝疫苗接种史和接种反

应评估接触者 HBV 感染的免疫状况,以及 HCV、HIV 的免疫状况。

医务人员发生职业暴露后,医疗卫生机构应当对其暴露的级别和暴露源的病毒载量水平进行评估和确定。

发生以下情形时,确定为一级暴露:暴露源为体液、血液或含有体液、血液的医疗器械、物品;暴露类型为暴露源沾染了有损伤的皮肤或黏膜,暴露量小且暴露时间较短。

发生以下情形时,确定为二级暴露:暴露源为体液、血液或含有体液、血液的医疗器械、物品;暴露类型为暴露源沾染了有损伤的皮肤或黏膜,暴露量大且暴露时间较长;或暴露类型为暴露源刺伤或割伤皮肤,但损伤程度较轻,为表皮擦伤或针刺伤。

发生以下情形时,确定为三级暴露:暴露源为体液、血液或含有体液、血液的医疗器械、物品;暴露类型为暴露源刺伤或割伤皮肤,但损伤程度较重,为深部伤口或割伤物有明显可见的血液。

5. 遇到"暴露源不明"的职业暴露怎么办?

遇到"暴露源不明"的职业暴露,对于已知源患者,应立即对患者和医护人员进行 HBV、HCV、HIV 或梅毒螺旋体免疫状况的检测,同时根据检测结果做好药物预防和暴露后的定期随访;对于未知源患者,要评估医护人员被 HBV、HCV、HIV 或梅毒螺旋体感染的风险,如源患者具有血源性病原体感染的风险因素,可能涉及 HBV 的,建议按照 HBsAg 阳性处理。可能涉及 HIV 的,是否使用药物进行预防,需要审慎评估,包括对暴露源患者感染 HIV 的概率、暴露类型及其相关的 HIV 传播风险,以及医务人员采取治疗时相关的风险等进行综合判断。只有当风险评估表明暴露风险大于药物预防性治疗风险时才应该用药,但如果有其他数据显示风险比最初认为的低,则可以停止治疗。

(1) 药物预防

HBV:可能涉及 HBV 病毒的,若被暴露医务人员抗 -HBs(-)或抗 -HBs 水平不详,应立即肌注乙肝免疫球蛋白 200~400U,1 个月后的当日再次肌注乙肝免疫球蛋白 200U。若乙肝二对半全阴性,建议于当月、1 个月和 6 个月后分别接种乙型肝炎疫苗(20μg)。

HCV:暴露后目前无推荐的暴露后预防治疗(PEP)方案。

HIV:可能涉及 HIV 病毒的立即向医务处报告,由医务处组织专家或新区疾控对发生职业暴露的医务人员进行风险评估。根据暴露级别和暴露源病毒载量水平预防性用药监测。24h 内用药,72h 后用药无效。

梅毒螺旋体(TPHA):推荐苄星青霉素,双侧臀部各 120 万 U,每周肌注一次,连用三周。若青霉素过敏,可用多西环素(强力霉素)100mg,2 次 /d,连用 14d;或四环素 500mg,4 次 /d,口服,连用 14d。

(2) 接触者暴露后定期随访

HBV:暴露后当日、3 个月、6 个月复查乙肝两对半。

HCV:暴露后当日、3 个月、6 个月应复查抗 -HCV,根据复查结果确定是否进行抗病毒治疗。

HIV:暴露后当日、第 4 周、第 8 周、第 12 周、6 个月复查抗 -HIV。

TPHA:暴露后当日、3 个月、6 个月检查 TPHA。

6. 如何避免锐器伤?

避免锐器伤的首要措施是消除风险,如尽量少用锐器或针具,取消不必要的注射,使用安全注射器具和安全针具装置等。如必须使用锐器,应注意以下几点:

(1) 操作时保证光线充足。

(2) 规范使用锐器盒。使用后的锐器直接放入耐刺、防渗漏的锐器盒;锐器盒应尽可能放在靠近工作场所的醒目位置,便于安全使用;锐器盒内容物到 3/4 满时应及时密封并更换;丢弃锐器时应先检查锐器盒,确定锐器未装满且无针头突出,密闭良好。

(3) 禁止用手直接接触使用后的针头、刀片等锐器,禁止用手移去注射器针头;禁止将使用后的一次性针头重新套上针头套,如确需回套,只能单手操作或借助工具(图 1-7);不要弄断、扭曲使用后的针头;

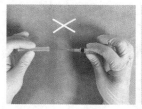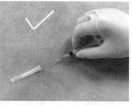

图 1-7　回套针头法

禁止手持针具等锐器随意走动；不要随意丢弃使用后的针头；使用锐器前掌握正确使用方法和用后处置程序。

（4）手术中通过过渡区域（如方盘）传递锐器，避免徒手传递锐器；器械护士应迅速将手术区域的锐器整理，避免手术刀和针具遗落在手术区域；在缝合时尽可能使用工具而不是手指来牵引或握持组织。

（5）处理污物时禁止用手直接抓取及按压。

7. 面对艾滋病病人如何防护？

诊疗、护理艾滋病病人时应遵照标准预防原则，采取防护措施。

进行有可能接触艾滋病病人血液、体液的诊疗、护理操作时必须戴手套，如手部皮肤发生破损，应戴双层手套。操作完毕，脱去手套后立即洗手，必要时进行手消毒。

在诊疗和护理操作过程中，在有可能发生血液、体液飞溅到医务人员面部的情况时,应戴手套、一次性医用外科口罩、防护眼镜和 / 或防护面罩;有可能发生血液、体液大面积飞溅或有可能污染医务人员的身体时,还应穿戴具有防渗透性能的隔离衣或围裙。

8. 发生艾滋病病毒职业暴露后预防性用药和随访如何进行?

医务人员发生艾滋病病毒职业暴露后,应当立即实施局部应急处理措施,并向医务处报告,由医务处组织专家或疾病预防控制中心人员对发生职业暴露的医务人员感染 HIV 的风险进行评估。根据暴露级别和暴露源病毒载量水平实施预防性用药方案。

预防性用药方案分为基本用药程序和强化用药程序。基本用药程序为两种逆转录酶制剂,使用常规治疗剂量,连续使用 28d。强化用药程序是在基本用药程序的基础上,同时增加一种蛋白酶抑制剂,使用常规治疗剂量,连续使用 28d。预防性用药应当在发生艾滋病病毒职业接触后 4h 内实施,最迟不得超过 24h。即使超过 24h,也应实施预防性用药。同时,应在接触后 72h 内考虑对暴露者进行重新评估,并根据评估结果调整用药方案。预防用药期间,如果证实源患者未感染 HIV,则应当立即中断暴露后预防性用药。

发生艾滋病病毒职业暴露后,应给予随访和咨询。随访和咨询的内容为:在暴露后当日、第 4 周、第

8周、第12周及6个月时复查抗-HIV。如预防性用药，还应对服用药物的毒性进行监控和处理，同时观察和记录艾滋病毒感染的早期症状等。

9. 发生乙型肝炎病毒职业暴露后预防用药和随访如何进行？

发生乙型肝炎病毒(HBV)暴露后，如暴露的医护人员HBsAg(+)，则无须处理。如暴露的医护人员HBsAg(-)，预防干预措施必须考虑其乙肝疫苗接种史和接种反应。未接种疫苗者，应采取注射乙肝免疫球蛋白和接种乙肝疫苗的措施；以前接种过疫苗，已知有反应者，无须处理；以前接种过疫苗，已知没反应者，应采取注射乙肝免疫球蛋白和接种乙肝疫苗的措施；抗体反应未知者进行抗原抗体检测，如检测结果不充分，应采取注射乙肝免疫球蛋白和接种乙肝疫苗的措施。

暴露后随访：暴露后当日、3个月、6个月可分别复查乙肝两对半，若在期间任何一次检测到抗-HBs(+)且滴度≥10mIU/ml，即可终止后面的疫苗接种和追踪。

10. 丙型肝炎病毒职业暴露后预防用药和随访如何进行？

丙型肝炎病毒(HCV)职业暴露后目前无推荐的PEP方案。追踪与随访可在暴露后当日、3个月、6个月分别复查抗-HCV和丙氨酸氨基转移酶(ALT)，并根据复查结果确定是否进行抗病毒治疗。

第六节 医疗器械、器具、物品

1. 医疗器械、器具、物品的消毒灭菌要求是什么?

(1) 进入人体组织、无菌器官的医疗器械、器具和物品必须灭菌;耐热、耐湿的手术器械,应首选压力蒸汽灭菌,不应采用化学消毒剂浸泡灭菌。

(2) 接触皮肤、黏膜的医疗器械、器具和物品必须消毒。

(3) 各种用于注射、穿刺、采血等有创操作的医疗器具必须"一用一灭菌"。

(4) 医疗机构使用的消毒药械、一次性医疗器械和器具应当符合国家有关规定。一次性使用的医疗器械、器具不得重复使用。

(5) 被朊病毒、气性坏疽及突发不明原因的传染病病原体污染的诊疗器械、器具和物品,应按照 WS/T 367-2012《医疗机构消毒技术规范》有关规定执行。

2. 无菌物品取用原则是什么?

(1) 取用无菌物品前,医务人员应做好自身准备工作:衣帽整洁、戴口罩、修剪指甲、做好手卫生。

(2) 检查无菌包名称、灭菌日期、有效期、灭菌标识,注意有无潮湿或破损。

(3) 从无菌容器中取用无菌物品时应使用无菌持

物钳(镊)。取远处无菌物品时,应将无菌持物钳(镊)连同容器一起搬到物品旁使用。未经消毒的物品或医务人员的肢体,不可触及无菌物品或跨越无菌区(图 1-8)。

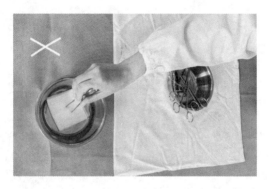

图 1-8 跨越无菌区

(4) 从无菌容器(包装)中取出的无菌物品,虽未使用也不可放入无菌容器(包装)内,应重新灭菌处理后方可使用。

(5) 一套无菌物品只能供一位患者使用。

3. 一次性无菌医疗用品使用原则是什么?

用前应检查小包装的密封性、灭菌日期和失效日期,进口产品应有相应的中文标识等,发现不合格产品或质量可疑产品时不得使用。使用中发生热原反应、感染或者其他异常情况时,应当立即停止使用,并及时上报医疗机构主管部门。一次性使用的医疗器械、器具不得重复使用,使用后的一次性医疗用品按医疗废物进行处置。

4. 一次性医疗用品、消毒药械的购置有哪些要求?

一次性使用无菌医疗用品和消毒剂均应由医疗机构统一采购,并进行质量验收,建立出入库登记账册。一次性使用无菌医疗用品购入时需索要《医疗器械生产企业许可证》《医疗器械产品注册证》及附件、《医疗器械经营企业许可证》等证明文件。消毒剂购入时需索要《消毒产品生产企业卫生许可证》《消毒产品卫生安全评价报告》等证明文件。

5. 氧气湿化瓶、引流瓶、吸引器等如何消毒?

氧气湿化瓶、胃肠减压器、吸引器、引流瓶等通过管道间接与浅表体腔黏膜接触的器具消毒方法:耐高温、耐湿的管道与引流瓶应首选湿热消毒;不耐高温的部分采用中效或高效消毒剂浸泡消毒,例如使用含有效氯 500mg/L 的消毒剂浸泡 30min 后用软水或冷开水进行冲洗,晾干备用。

注意事项:待消毒物品在消毒灭菌前应充分清洗干净。管道中有血迹等有机物污染时,应先采用超声波和医用清洗剂浸泡清洗,清洗后的物品及时进行消毒。

6. 简易呼吸器如何消毒?

将简易呼吸器拆卸至最小单元。球囊、储氧袋及硅胶面罩用75%乙醇擦拭,禁用含氯消毒剂浸泡消毒。鸭嘴阀、塑料连接头和面罩的消毒方法:流动水冲洗、酶洗液刷洗;用含有效氯500mg/L消毒液浸泡消毒30min;软水漂洗除去残留消毒剂;擦拭晾干,待完全干燥后保存备用(有效期不超过7d)(图1-9)。

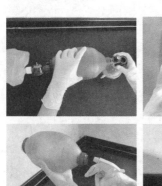
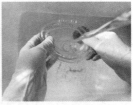
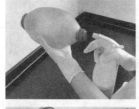
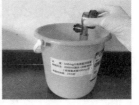
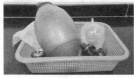

图1-9 简易呼吸器消毒(拆卸、清洗、消毒、晾干)

7. 止血带如何消毒?

一次性止血带应"一人一带",废弃后按照感染性医疗废物处理。重复使用的橡胶止血带消毒方法为用含有效氯 500mg/L 的消毒液浸泡 30min,清水冲洗晾干备用。

8. 体温计如何消毒?

(1) 水银柱体温计

1) 应"一用一消毒"。口表、肛表应采用高水平或中水平消毒;腋表可采用低水平消毒。

2) 消毒前先去除表面污物,再用含有效氯 500mg/L 的消毒液浸泡 10min,最后用冷开水冲洗擦干备用;或用 75% 乙醇浸泡消毒 30min 后擦干备用(手足口病流行期间体温计不应使用乙醇消毒)。

3) 消毒液每日更换;盛器、离心器每日清洁,每周消毒一次。

4) 经血传播病原体、分枝杆菌、细菌芽孢污染的体温计,可用含有效氯 2 000~5 000mg/L 的消毒液浸泡,时间 >30min。

(2) 电子耳温仪

1) 外表面应保持清洁,遇有污染应及时去除污染物,然后采用中、低效的消毒剂进行消毒;可用 75% 乙醇或含有效氯 250mg/L 的消毒剂擦拭。

2) 耳温套"一人一用"。

9. 听诊器、血压计袖带如何消毒?

接触完整皮肤的医疗器械如听诊器、监护仪导联、血压计袖带等应保持清洁,遇有污染应及时去除污染物,然后采用中、低效的消毒剂进行消毒。血压计及听诊器可用 75% 乙醇或含有效氯 250mg/L 的消毒剂擦拭;血压计袖带可用含有效氯 500mg/L 的消毒液浸泡 30min 后清洗干燥后备用。

10. 压舌板如何消毒?

一次性压舌板应"一人一用",用后按照感染性医疗废物处理。如果为重复使用的压舌板,则需"一人一用一灭菌",首选压力蒸汽灭菌。

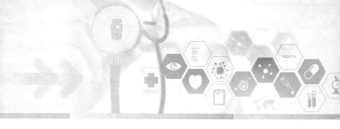

第二章　社区卫生服务医院感染重点部门

第一节　手术室（妇、外科）

1. 手术室的建筑与布局要求是什么？

（1）手术部/室应独立成区，与临床手术科室相邻，与放射科、ICU、病理科、消毒供应中心、血库等部门路径便捷；出入路线应符合洁污分开、医患分开的原则。

（2）根据医院感染控制要求，手术部/室应分为限制区、半限制区和非限制区。

（3）医院应根据规模、性质、任务需求，设置普通手术间和/或洁净手术间。

（4）每个手术间应只设1张手术床，净使用面积应≥4.8m×4.2m。

（5）有条件的医院可设术前准备间。

（6）手术间内部设施、温控、湿控要求应当符合环境卫生学管理和医院感染控制的基本要求。

（7）应设污物处理与暂存间以满足污染器具如引流瓶、污物桶的处理及手术后大量医疗废物和污染物品的暂时存放。

（8）手术间要求如下：普通手术间墙面和地面应平整，应采用防潮、防霉、不积尘、不产尘、耐腐蚀、易清洁的材料，不应有开放的地漏；吊顶不应采用多缝的石膏板；门窗密闭性好等。除此之外，洁净手术间还要求内墙面下部踢脚与地面交界的阴角应做成R≥30mm 的圆角，其他墙体交界处的阴角宜做成小圆角，不应有外露管线和缝隙，地面宜浅色材料等。

（9）非洁净的隔离手术间无法进行有效通风换气时，可根据需要安装合法、有效的空气消毒装置。

（10）应在适当位置安置外科洗手设施，可设于清洁走廊内靠近手术间入口处，每间手术室不得少于2个洗手龙头。

2. 手术室、人流室的三区如何划分？

（1）限制区：为维持手术区域较高的环境卫生洁净程度，对人流、物流进行严格限制的区域，包括手术间、刷手区和无菌物品存放间等。

（2）半限制区：为维持手术区域一定的环境卫生

洁净程度,对人流、物流进行限制的区域,包括术前准备间、器械间和麻醉恢复间。

(3)非限制区:无特殊洁净度要求的工作区域,包括办公区、休息区、更衣区和患者准备区。

3. 人流室使用面积不少于多少?

不少于 20m²。

4. 人流室所有诊疗物品、床上所有织物的消毒灭菌原则是什么?

(1)接触患者的所有诊疗物品应"一人一用一消毒或灭菌"。

(2)产床上的所有织物均应"一人一换"。

5. 手术部/室物体表面的清洁和消毒要求是什么?

(1)应采取湿式清洁消毒方法。

(2)清洁消毒用品应选择不易掉絮的织物,宜选用超细纤维布巾和地巾,不同区域应分开使用,并有明确标识,用后清洗消毒干燥存放。或采用符合 WS 575-2017《卫生湿巾卫生要求》的湿巾进行清洁消毒。

(3)每天工作开始前应对所有手术间环境进行清洁。手术间所有物体表面,如无影灯、麻醉机、输液架、器械车、地面、手术床等宜用清水擦拭,并至少于手术开始前 30min 完成。

(4)手术中尽量避免血液、体液污染手术台周边物体表面、地面和设备,发生可见污染或疑似污染时应及时进行污点清洁与消毒,应先采用可吸附材料将其清除,再根据污染病原体特点选用消毒剂进行消毒。

(5) 每台手术结束后应对手术台及周边至少1~1.5m 范围的物体表面进行清洁消毒。

(6) 全天手术结束后应对手术间地面和物体表面进行清洁消毒,如无影灯、麻醉机、输液架、器械车、地面等用有效氯 500mg/L 的消毒液进行擦拭消毒。

(7) 每周应对手术间进行全面的清洁与消毒,如回风口、门窗、柜内、墙壁、污物桶、无影灯、麻醉机、输液架、器械车、地面用含有效氯 500mg/L 的消毒液进行擦拭消毒。

6. 手术部 / 室器械管理要求是什么?

(1) 手术器械应分类进行管理(图 2-1)。

(2) 重复使用的手术器械(含外来器械)、器具及物品使用后,应及时去除器械、器具和物品上的明显污物,并湿式保存,清洗消毒执行 WS 310.1-2016《医院消毒供应中心第 1 部分:管理规范》、WS 310.2-2016《医院消毒供应中心第 2 部分:清洗消毒及灭菌技术操作规范》、WS 310.3-2016《医院消毒供应中心第 3 部分:清洗消毒及灭菌效果监测标准》的规定。

(3) 精密手术器械和不耐热手术器械应专人管理,其清洗消毒处理应参照生产厂家的使用说明或指导手册,并符合国家相关要求。

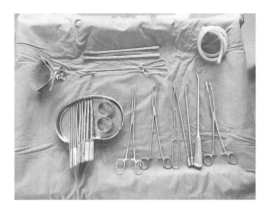

图 2-1　手术部／室器械分类管理

（4）手术部／室应急备用的灭菌器快速灭菌程序仅适合紧急情况下少量手术器械灭菌；其清洗、灭菌物品应纳入质量管理，相关信息可追溯。

7. 手术部／室物品的管理要求是什么？

（1）灭菌物品应存放于手术部／室限制区，存放有效期应符合 WS 310.2-2016《医院消毒供应中心第 2 部分：清洗消毒及灭菌技术操作规范》的规定。灭菌物品与其他物品应分开放置，按照消毒灭菌有效期的先后顺序依次摆放和使用。一次性使用物品应在洁净手术部／室非洁净区或普通手术室非限制区去除外层包装。

(2) 应专人负责检查无菌物品的有效期限,超过有效期限的灭菌物品需按 WS 310.2-2016《医院消毒供应中心第 2 部分:清洗消毒及灭菌技术操作规范》规定重新处理。

(3) 一次性使用的无菌医疗物品(含植入物)应一次性使用。

(4) 无菌物品"一人一用",手术开始后,摆放到各手术台上的无菌物品不应与其他手术交叉使用。

(5) 重复使用物品的清洗消毒和灭菌应执行 WS 310.2-2016《医院消毒供应中心第 2 部分:清洗消毒及灭菌技术操作规范》的规定。

(6) 重复使用的布类物品,使用后应装入防渗漏的污衣袋中送洗衣部清洗与消毒。

(7) 直接接触病人的用品应"一人一用一清洁消毒",不直接接触病人的用品应"一天一用一清洁消毒"。

8. 手术部／室人员的着装要求是什么?

(1) 工作人员进入手术部／室,应先进行手卫生,再更换手术部／室专用刷手服、鞋帽、医用外科口罩等;使用后及时更换,若使用布帽应每日清洁。

(2) 参与手术人员更衣前应摘除耳环、戒指、手镯等饰物,不应化妆。

(3) 刷手服上衣应系入裤装内,手术帽应遮盖全部头发及发际,口罩应完全遮住口鼻(图 2-2)。

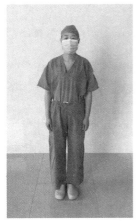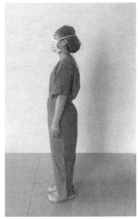

图 2-2　手术部 / 室人员的着装

（4）不宜二次更鞋，不宜穿着手术裙。

（5）离开手术部 / 室时应将手术衣、刷手服、鞋帽、口罩脱下并置于指定位置。

（6）手术部 / 室人员临时外出时需更换外出鞋和外出衣。

（7）手室部 / 室的刷手服、手术衣不应在非手术科室使用。

（8）刷手服、手术衣面料应舒适、透气、防渗透、薄厚适中、不落絮、不起静电；用后及时清洗、消毒或灭菌。

（9）专用鞋应能遮盖足面，保持清洁干燥；每日清洁或消毒，遇污染及时更换。

9. 手术部 / 室操作锐利器械的注意事项是什么？

（1）遵守操作规程，操作谨慎，防止刺伤自己或他人。

（2）传递锐器时应采用间接传递法（使用托盘或放置于中间区域）（图 2-3）。

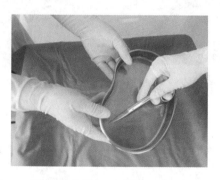

图 2-3　传递锐器应采用间接传递法

（3）注射器用后不应手执针帽回套，需回帽时可借助工具或单手操作。

（4）组装拆卸锐器时应借助工具，不应徒手操作（图 2-4）。

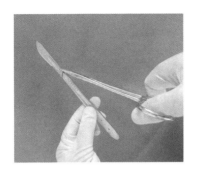

图 2-4　借助工具拆卸锐器

（5）实施骨科等具有高损伤暴露风险手术时应戴双层手套或专用防护手套。

（6）每个手术间应备有利器盒。

10. 手术部 / 室外科洗手池的要求是什么?

（1）刷手区域应至少容纳 3 名医护人员同时刷手。

（2）刷手池设置在手术间附近,安置在便于手部、手臂清洁的高度,边缘应距地面高 1m,并设有内缘,防止洗手水溅出,池面应光滑无死角易于清洁。在刷手池侧面应设置检修门。

（3）刷手池水龙头开关应为非手触式,一般采用感应式,并在适宜的位置安置外科手消毒剂、指甲刷和壁挂式的纸巾架、外科洗手流程图、计时钟等设施。

(4) 刷手池应每日清洁与消毒。

11. 外科手消毒应遵循的原则是什么?

(1) 先洗手,后消毒。

(2) 不同患者手术之间、手套破损或手被污染时,应重新进行外科手消毒。

12. 外科手消毒的方法与要求是什么?

第一步:洗手。方法和要求如下:

(1) 洗手之前应先摘除手部饰物,并修剪指甲,长度应不超过指尖。

(2) 取适量清洁剂清洗双手、前臂和上臂下 1/3,并认真揉搓。注意清洁指甲下的污垢和手部皮肤的皱褶处。

(3) 流动水冲洗双手、前臂和上臂下 1/3。

(4) 使用干手物品擦干双手、前臂和上臂下 1/3。干手物品应"一人一用",用后清洁、灭菌;盛装消毒巾的容器应每次使用后清洁、灭菌。

第二步:手消毒。有两种方法:冲洗式手消毒和免冲洗式手消毒。冲洗式手消毒对流动水的要求较高,一般推荐采用免冲洗式手消毒。免冲洗式手消毒的方法和要求如下:

(1) 左手掌心取外科手消毒剂约 5ml,右手五指指尖在掌心的消毒剂内浸泡约 5s;将剩余的消毒剂涂抹于右手前臂和上臂下 1/3,并做环形涂抹,确保覆盖到所有皮肤;涂抹 10~15s,至消毒剂干燥。

(2) 右手掌心取外科手消毒剂约 5ml,同法消毒左手。两手消毒的先后顺序可自行选择。

(3) 取外科手消毒剂约 5ml,涂抹双手及手腕的所有皮肤,按七步洗手法揉搓 20~30s,直至消毒剂彻底干燥。

13. 空气消毒效果监测应何时进行采样?

(1) 采用洁净技术净化空气的房间在洁净系统自净后与从事医疗活动前采样。

(2) 未采用洁净技术净化空气的房间在消毒或规定的通风换气后与从事医疗活动前采样。

(3) 怀疑与医院感染暴发有关时采样。

14. 手术室、人流室医疗废物的收集原则是什么?

(1) 手术室、人流室应设置分类暂存点。

(2) 医疗废物应由专用通道或其他封闭隔离方式运送。

(3) 病理废物应装入防渗透的医疗废物袋,并按要求标识。

第二节　口腔科

1. 口腔科器械处理区有哪些功能分区?

(1) 共有三个功能分区:回收清洗区、保养包装及灭菌区、物品存放区。

（2）各功能分区承担的工作内容：①回收清洗区承担器械回收、分类、清洗、干燥工作。②保养包装区承担器械保养、检查、包装。灭菌区承担消毒和/或灭菌工作。③物品存放区存放消毒、灭菌后物品，以及去除外包装的一次性卫生用品等。④工作量少的口腔门诊可不设物品存放区，消毒灭菌后将物品直接放于器械储存车内。口腔科器械处理区工作内容如下（图 2-5）。

2. 口腔器械处理基本原则包括哪些？

口腔器械应"一人一用一消毒和/或灭菌"。高度危险口腔器械应达到灭菌水平。中度危险口腔器械应达到灭菌水平或高水平消毒。低度危险口腔器械应达到中或低水平消毒。

3. 医务人员在诊疗操作过程中频繁接触的物体表面如何消毒？

手频繁接触的综合治疗台的灯开关、调灯把手、操作台面、治疗仪器控制键等应"一人一消毒"，消毒时宜选择腐蚀性较小且能达到中水平消毒效果以上的消毒液擦拭，如可用双链季铵盐消毒液或消毒湿巾擦拭。推荐可复用或一次性隔离屏障覆盖，"一用一换"。

4. 口腔器械手工清洗时需要注意哪些？

首先将器械、器具和物品置于流动水下冲洗，

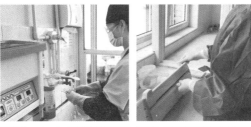

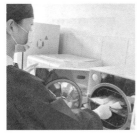 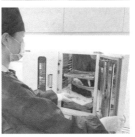

图 2-5 器械处理区工作内容(清洗、包装、灭菌、存放)

初步去除污染物;冲洗后应用酶清洁剂或其他清洁剂浸泡后刷洗、擦洗;最后用流动水漂洗。水温宜为15~30℃。刷洗操作应在水面下进行,防止产生气溶胶。管腔器械应用压力水枪冲洗,可拆卸部分应拆开后再清洗。

5. 口腔器械超声清洗时需要注意哪些?

首先用流动水下冲洗器械,初步去除污染物;

再向清洗器内注入清洗用水,并添加清洁剂,水温应<45℃,将器械放入篮筐中,浸没于水面下,管腔内注满水;最后使用流动水进行漂洗。特别注意:清洗时应盖好超声清洗机盖子,防止产生气溶胶。应根据器械的不同材质选择相匹配的超声频率和时间。牙科小器械使用超声清洗时宜配备专用网篮。超声清洗操作,应遵循生产厂家的使用说明或指导手册。

6. 牙科手机如何进行手工清洗?

牙科手机使用后在带车针情况下使用牙科综合治疗台水、气系统冲洗牙科手机内部水路、气路30s。将牙科手机从快接口或连线上卸下,取下车针,去除表面污染物;带光纤牙科手机可用气枪吹净光纤表面的颗粒和灰尘,擦净光纤表面污渍;带螺纹的牙科手机表面可用软毛刷在流动水下清洗。使用压力罐装清洁润滑油清洁牙科手机进气孔管路,或使用压力水枪冲洗进气孔内部管路,然后使用压力气枪进行干燥。

7. 牙科手机手工清洗有哪些注意事项?

使用压力罐装清洁润滑油过程中使用透明塑料袋或纸巾包住机头部,避免油雾播散;部件可拆的种植牙专用手机应拆开清洗;不可拆的种植牙专用手机可选用压力水枪进行内部管路清洗;使用压力水枪清洗牙科手机后应尽快使用压力气枪进行内部气路的干燥,避免轴承损坏;压力水枪和压力气枪的压力宜在 200~250kPa,不宜超过牙科手机使用说明书标注压力;牙科手机不应浸泡在液体溶液内清洗;使用罐装清洁润滑油清洁内部的过程中,如有污物从机头部位流出,应继续使用压力罐装清洁润滑油清洁牙科手机进气孔管路,或使用压力水枪冲洗进气孔内部管路,直到无污油流出为止。

8. 牙科手机机械清洗有哪些注意事项?

机械清洗设备用水宜选用去离子水、软水或蒸馏水;机械清洗设备内应配有牙科手机专用接口,清洗水流、气流符合牙科手机的内部结构;电源马达不应使用机械清洗机清洗;牙科手机清洗后内部管路应进行充分干燥;牙科手机不宜选用超声波清洗;牙科手机不宜与其他口腔器械同时清洗。

9. 口腔器械的清洗质量如何检查?

应采用目测或使用带光源放大镜对干燥后的口腔器械进行检查。器械表面、螺旋结构处、关节处应无污渍、水渍等残留物质和锈斑。对清洗质量不合格的器械应重新处理;损坏或变形的器械应及时更换。

10. 口腔器械如何包装?

应根据器械特点和使用频率选择包装材料;低度、中度危险的口腔器械可不包装,消毒或灭菌后直接放入备用清洁容器内保存;牙科小器械宜选用牙科器械盒盛装。封包要求如下:

(1)包外应有灭菌化学指示物,并标有物品名称、包装者、灭菌器编号、灭菌批次、灭菌日期及失效期，如只有 1 个灭菌器时可不标注灭菌器编号。

（2）口腔门诊手术包的包内、包外均应有化学指示物。

（3）纸塑袋包装时应密封完整，密封宽度≥6mm，包内器械距包装袋封口处≥2.5cm。纸袋包装时应密封完整。

（4）医用热封机在每日使用前应检查参数的准确性。

11. 口腔器械如何储存？

储存区应配备物品存放柜（架）或存放车，并应每周对其进行清洁消毒。应注意：

（1）灭菌物品和消毒物品应分开放置，并有明显标识。

（2）采用灭菌包装的无菌物品储存有效期：纺织材料和牙科器械盒有效期 7d；一次性纸袋有效期 30d；一次性皱纹纸、一次性纸塑袋、医用无纺布有效期 180d。

（3）裸露灭菌及一般容器包装的高度危险口腔器械灭菌后应立即使用，最长不超过 4h。

（4）中、低度危险口腔器械消毒或灭菌后置于清洁干燥的容器内保存，保存时间不宜超过 7d。

12. 口腔科综合治疗台的痰盂如何进行消毒？

应"一用一清洁一消毒"，并遵循先清洁再消毒原则。先使用痰盂冲水或清洁工具将痰盂清洁干净，再使用含有效氯1 000mg/L的消毒液湿刷痰盂或喷洒消毒液消毒。如有棉块材料或痰液黏稠堵塞痰盂时，先用镊子将痰盂中的固体杂物取出，痰盂通畅后再行清洗消毒。

13. 口腔科三用枪头需要消毒吗?

口腔科三用枪头属于中度危险器械，应该做到"一人一用一消毒或灭菌"的要求，需要达到高水平消毒效果及以上水平。金属三用枪头在清洗干燥后一般使用压力蒸汽灭菌，一次性气枪头应"一人一用"，用后抛弃。

14. 口腔科不耐湿热不耐高温物品怎么消毒?

口腔科如牙科模型、蜡块、橡皮碗、石膏调刀等不耐高温不耐湿热的物品，建议用流动水冲洗去除表面的污染物，再用臭氧消毒法、紫外线消毒法、微波消毒法等物理消毒方法。

15. 复用的护目镜、面罩如何消毒?

每天使用后应采用中水平以上的消毒水平进行处理，如使用75%乙醇或含有效氯500mg/L消毒液擦拭或浸泡消毒，然后使用流动水冲净残留的消毒剂。遇污染时及时消毒。

16. 牙科诊疗操作时医务人员如何选择手套?

大部分直接接触患者唾液和血液的牙科诊疗操作可以选用一次性检查手套;对于无菌要求高的口腔

手术如种植手术等应选用外科手套。遇医务人员手部皮肤破损,在进行时可能有接触患者血液、体液的诊疗操作时,必须戴双层手套。手套上的粉末可能影响硅橡胶印模材的聚合,建议进行相关操作时选择无粉手套。

17. 小型灭菌器灭菌参数有哪些?

小型灭菌器灭菌参数见表 2-1。

表 2-1 小型灭菌器灭菌参数

温度 /℃	最短灭菌时间 /min	相对压力 /kPa
121	15	103.6
132	4	185.4
134	3	202.8

注:相对压力一般指表压,是测量系统相对于大气压的压力值

18. 小型灭菌器 B 类、N 类、S 类灭菌周期各适用于哪些范围?

B 类灭菌周期适用于所有有包装的和无包装的实心负载、A 类空腔负载和多孔渗透负载的灭菌;N 类灭菌周期适用于无包装的实心器械的灭菌,不能用于牙科手机等管腔类器械的灭菌;S 类灭菌周期适用于制造商规定的特殊灭菌物品,包括无包装实心负载

和至少以下一种情况:多孔渗透性物品、小量多孔渗透性条状物、A 类空腔负载、B 类空腔负载、单层包装物品和多层包装物品,且应有生产厂家或供应商提供可灭菌口腔器械的类型、灭菌验证方法。

第三节 中医科

1. 中医科应遵循哪些医院感染预防措施?

(1) 严格执行手卫生。

(2) 环境卫生管理。

(3) 严格执行无菌操作。

(4) 针灸针具、拔罐器具等诊疗器械、一次性无菌物品的管理。

(5) 预防医务人员发生职业暴露。

(6) 加强医疗废弃物的管理。

2. 中医针刺类器具使用及处理要求是什么?

针刺器具包括毫针、耳针、三棱针、皮肤针(梅花针、七星针、罗汉针、丛针)、锓针(电锓针)和浮针等。针具进入皮下无菌组织,属于侵入性操作的必须达到灭菌水平。一次性针具应使用符合相关标准要求的产品,必须"一人一用一废弃",使用后遵照《医疗废物管理条例》规定直接放入耐刺、防渗漏的专用利器盒中,按损伤性医疗废物处理,严禁重复使用。可重复使用的针具,遵照 WS/T 367-2012《医疗机构消毒技术规范》要求,严格"一人一用一灭菌",并应放在防刺的容器内密闭运输,遵照《中医医疗技术相关性感染预防与控制指南(试行)》的规定,按照"清洗—修针—整理—灭菌—无菌保存"程序处理。

3. 中医刮痧类器具使用及处理要求是什么?

(1)刮痧类器具包括刮痧板和刮痧介质(刮痧油、刮痧乳、精油等)。刮痧板应圆润、光滑、清洁,不得有粗糙、毛刺等。刮痧类诊疗操作中使用的医疗器械、器具、介质等应保持清洁,重复使用的刮痧器具应"一人一用一清洁一消毒",宜专人专用。遇到污染应及时清洁消毒。消毒方法和消毒剂的选用应符合国家标准。

(2)重复使用的刮痧器具,使用以后应先用流动水刷洗,必要时使用清洁剂去除油渍等附着物,做到彻底清洁。依据刮痧器具不同的材质,选择适宜的方式进行清洗消毒处理,达到高水平消毒。消毒方法和消毒剂选用符合国家标准,可采用含有效氯500~1 000mg/L的溶液浸泡,大于30min。砭石等圆钝用于按压操作的器具,达到中水平消毒即可,可使用75%的乙醇、碘类消毒剂、季铵盐类消毒剂等擦拭消毒。遇有污染应及时去除污染物,再清洁消毒。刮痧器具如被血液、体液污染时应及时去除污染物,再用含有效氯2 000~5 000mg/L消毒液浸泡消毒大于30min,清水冲洗,干燥保存。有条件的机构可交由消毒供应中心清洗消毒灭菌。

（3）当日诊疗结束后，应将清洁消毒后的刮痧器具，放于清洁容器内干燥保存，容器每周清洁消毒一次，遇有污染随时清洁消毒。

（4）刮痧润滑油应专人专用，保持清洁干净，按照使用说明书使用。

4. 中医拔罐类器具使用及处理要求是什么？

（1）罐具直接接触患者皮肤，应"一人一用一清洗一消毒"。首选机械清洗、湿热消毒。

（2）罐具清洗应使用专用水池，不得与洗手池共用。有条件时应与诊疗区域分开，在独立的区域清洗。

（3）应配备洗罐工具，如刷子、医用酶洗液、滤水篮筐、浸泡桶等。应配备防水围裙、手套、护目镜等防护用品。

（4）**手工清洗流程**：应先去除污染。罐内如存有血液、体液、分泌物等，有污水处理设施并排放达标的医疗机构可直接倒入污水处理系统；无污水处理设施的医疗机构，应先用吸湿材料吸附去除可见污染。再将罐具置于流动水下冲洗后，用医用酶洗液浸泡刷洗、清水冲洗。手工清洗时水温宜为 15~30℃。将清洗后的罐具完全浸泡于有效氯 500mg/L 的含氯消毒液（血罐的消毒液浓度应为有效氯 2 000mg/L 或其他同等作用且合法有效的消毒剂）中，加盖，浸泡时间 >30min，再用清水冲洗干净，干燥保存备用。

5. 中医敷熨熏浴类器具使用及处理要求是什么?

敷熨熏浴类器具包括纱布、胶布、毛巾、木桶或水桶、塑料袋等。诊疗操作中使用的医疗器械、器具等应保持清洁,遇到污染应及时处理,先清洁,后采用中、低效的消毒剂进行消毒。消毒方法和消毒剂的选用应符合国家标准。

穴位敷贴使用的胶布、纱布应"一人一用一丢弃",一次性使用。直接接触皮肤的纱布、毛巾应"一人一用一更换",使用后清洗消毒。若患处皮肤有破损,上述用品应"一人一用一丢弃",如复用应达到灭菌水平。盛装药液的容器"一人一用一清洁一消毒"。患者每次使用过的熏蒸床以 500mg/L 含氯消毒液擦拭,与患者直接接触的熏蒸锅定时用 0.5% 过氧乙酸溶液喷洒消毒。药浴液及内置一次性塑料袋应"一人一用一更换",不可重复使用;药浴容器"一人一用一清洁",使用后清洗消毒。

6. 中医灸类技术和推拿类技术操作时的感染控制要求是什么?

(1) 医务人员应遵循标准预防原则。

(2) 推拿使用的治疗巾应"一人一用一更换",头面部、下肢及足部应区分使用。每次推拿治疗前后,医生须按《医务人员手卫生规范》相关要求做好手卫生。

(3) 施灸物品燃烧易产生烟雾,尤其雷火灸,有条件者应安装排烟系统。

(4) 因施灸不慎灼伤皮肤,局部出现小水疱,可嘱患者衣着宽松避免摩擦,防止破损,自然吸收,一般2~5d 即可愈合。如水疱较大,可用无菌毫针刺破水疱,放出水液,再适当外涂烫伤油或覆盖无菌纱布等,保持创面清洁。

第四节　老年护理病房(安宁疗护)

1. 老年护理病房(安宁疗护)布局与设施有何要求?

(1) 病区内病室、治疗室等各功能区域内的房间应布局合理,洁污分区明确;配备手卫生设施;应保持清洁干燥,通风良好。

(2) 新建、改建老年病室宜设置独立卫生间,多人房间的床间距应大于 0.8m,床单元之间应当设有帷幕或隔帘,病室床位数单排不应超过 3 床;双排不应超过 6 床(图 2-6)。

(3) 安宁疗护住院病区应当划分病房、护士站、治疗室、处置室、谈心室(评估室)、关怀室(告别室)、医务人员办公室、配膳室、沐浴室和日常活动场所等功能区域。安宁疗护病室每床净使用面积不少于 $5m^2$,每床间距应大于 1.5m。

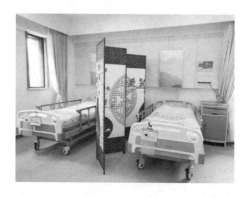

图 2-6　病室布局

2. 老年护理病房(安宁疗护)多重耐药菌感染患者如何隔离消毒?

(1)病室应设立醒目的蓝色隔离标志,无条件实施单间隔离时,应进行床旁隔离。

(2)隔离患者的物品应专人专用,定期清洁与消毒,患者出院或转院、死亡后应进行终末消毒。

(3)患者经常接触的物体表面、设备设施表面,应每日清洁和擦拭消毒至少2次。被患者血液、体液污染之处应立即消毒。

(4)医护人员对患者实施诊疗护理操作时应采取标准预防,进出隔离房间、接触患者前后应执行手卫生。

(5)患者标本连续2次(间隔应大于24h)耐药菌培

养阴性或感染已经痊愈但无标本可送,方可解除隔离。

3. 老年护理病房(安宁疗护)长期卧床患者如何预防医院内肺炎?

(1) 保持病室内通风良好。

(2) 长期卧床患者进食时应坐起,不能坐起者抬高床头 30°,防止误吸。

(3) 指导患者正确咳嗽,必要时予以翻身、拍背,以利于痰液引流。

(4) 使用生理盐水或含 0.2% 的氯己定(洗必泰)口腔护理,每日至少 2 次。

(5) 吸痰时应严格遵循无菌操作原则,吸痰前后医务人员做好手卫生。

4. 安宁疗护配餐室、沐浴室、活动室如何清洁与消毒?

(1) 保持配餐室环境、物表清洁,地面无碎屑、墙角无蜘蛛网等,微波炉和冰箱无污垢、无异味,每日清洁 1~2 次。

(2) 保持沐浴室清洁干燥,沐浴床、转运车、洗头机等使用后清洁消毒,用 500mg/L 含氯消毒液擦拭消毒,干燥备用。

(3) 保持活动室环境干净、干燥、无尘、无异味;定时开窗通风换气,每次通风时间在 30min 以上,每日清洁 1~2 次;高频率接触的物表如门把手、沙发等每日清洁消毒 1~2 次。

5. 安宁疗护关怀室如何清洁与消毒?

（1）关怀室每天清洁消毒 2 次。先擦拭接触相对较少的环境表面，如电视机、电视柜、设备带、输液架等；再擦拭经常接触的如床旁桌、床头、床尾、床栏等；最后清洗消毒洗手盆、水龙头手柄、地面。拖地时，按照"后退式"方式进行。

（2）患者死亡后按终末消毒处理，污染被服撤下清洗消毒；关闭门窗，打开床头柜，摊开被芯，竖起床垫紫外线照射 1h；打开房间开窗通风；用 500mg/L 含氯消毒液擦拭床单元、墙面、地面等。

（3）认真做好尸体料理，堵塞口腔、鼻孔、肛门等孔道及其引流处，避免体液外流；使用防渗漏的尸体袋双层装放；清理尸体时做好个人防护工作：戴口罩、帽子、手套，必要时戴防护镜、穿隔离衣、穿鞋套；操作结束，一次性个人防护用品遵循《医疗废物管理条例》的要求处理；可重复用的个人防护用品应清洗、消毒或灭菌后备用。

第五节　换药室、治疗室、注射室

1. 各种药液和溶媒规定使用的时间是什么?

抽出药液和配制好的静脉输注用无菌液体，放置时间不超过 2h；启封抽吸的各种溶媒，超过 24h 不得使用。各种药液或溶媒抽出或启封时，均需注明开启日期和时间,并签名。

2. 重复使用的医疗器械使用后为什么要湿式保存? 湿式保存的方法有哪些?

重复使用的医疗器械,使用者应在使用后及时去除明显污物,根据需要做好保湿处理。如不及时去除污物和未做到湿式保存,污物将干涸在医疗器械上,导致不易清洁,影响清洁效果。

3. 为被朊病毒、气性坏疽及突发不明原因的传染病病原体感染的患者换药后的器械、器具和物品如何处理?

(1)宜选用一次性使用的医疗器械、器具和物品,使用后应及时按医疗废弃物管理要求进行分类收集,双层密闭包装并做好标识(医疗废物产生单位、产生日期、类别及特别说明等),内容物不得超过包装物或容器的3/4,使用有效的封口方式,使包装物或容器的封口紧实、严密。

(2)重复使用的器械、器具和物品,使用后应进行双层密闭包装并标明感染性疾病名称,由消毒供应中心单独回收处理,清洗、消毒、灭菌应遵循 WS/T 367-2012《医疗机构消毒技术规范》的规定。

4. 肌肉、皮下及静脉注射等穿刺部位的皮肤如何消毒?

(1)消毒方法:用浸有碘伏消毒剂原液的无菌棉球或其他替代物品局部擦拭 2 遍,作用时间遵循产品的使用说明;使用碘酊原液直接涂擦皮肤表面 2 遍以上,作用时间 1~3min,待稍干后再用 75% 乙醇脱碘;使用有效含量 ≥2g/L 氯己定 - 乙醇(70%,体积分数)溶液局部擦拭 2~3 遍,作用时间遵循产品的使用说明;使用 75% 乙醇溶液擦拭消毒 2 遍,作用 3min;使用复方季铵盐消毒剂原液皮肤擦拭消毒,作用时间 3~5min;使用其他有效的皮肤消毒产品,按照新产品的使用说明书操作。

(2) 消毒范围:肌内、皮下及静脉注射、各种诊疗性穿刺等消毒方法主要是涂擦,以注射或穿刺部位为中心,由内向外缓慢旋转,逐步涂擦,共 2 次,消毒皮肤面积 ≥5cm×5cm,中心静脉导管如短期中心静脉导管、经外周静脉穿刺中心静脉置管术(PICC)、植入式血管通路的消毒范围直径应 >15cm,至少应大于敷料面积 10cm×12cm。

5. 黏膜、伤口创面消毒的方法有哪些?

(1) 擦拭法:使用含有效碘 1 000~2 000mg/L 的碘伏擦拭,作用到规定时间;使用有效含量 ≥2g/L 氯己定 - 乙醇(70%,体积分数)溶液局部擦拭 2~3 遍,作用时间遵循产品的使用说明;采用 1 000~2 000mg/L 季铵盐溶液擦拭,作用到规定时间。

(2) 冲洗法:使用有效含量 ≥2g/L 氯己定水溶液冲洗或漱洗,至冲洗液或漱洗液变清为止;采用 3% (30g/L)过氧化氢溶液冲洗伤口、口腔含漱,作用到规

定时间;使用含有效碘 500mg/L 的消毒液冲洗,作用
到规定时间。

6. 净化空气的方法有哪些?

净化空气的方法有多种,如通风、集中空调通风系统、
循环风紫外线空气消毒器或静电吸附式空气消毒器消
毒、紫外线灯照射消毒、化学消毒等。因紫外线灯照射消
毒方便、价廉,所以该方法被基层医疗机构普遍采用。

7. 治疗车上物品怎样摆放?

治疗车上的物品应摆放有序,上层放置清洁及无
菌物品,下层放置使用后的物品,车上配备速干手消
毒剂(图 2-7)。

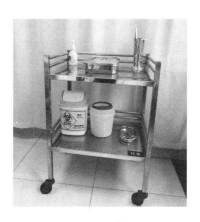

图 2-7　治疗车

8. 无菌棉球、纱布的灭菌包装打开后使用时间是多少?

无菌棉球、纱布的灭菌包装一经打开,使用时间不超过24h。如有污染或疑有污染或包装潮湿时,立即停止使用。

9. 干罐储存无菌持物钳的使用时间是多少?

干罐储存无菌持物钳使用时间不应超过4h,在此时间内如有污染或疑有污染时,应立即更换。

10. 如何进行治疗换药室布局?

按照《医疗机构内通用医疗服务场所的命名》要求,门诊治疗换药室应分别设置Ⅰ类(清洁性)治疗换药室和Ⅱ类(感染性)治疗换药室,清洁性治疗换药和感染性治疗换药应分室进行,Ⅰ类治疗换药室进行清洁性治疗换药,Ⅱ类治疗换药室进行感染性治疗换药。因条件有限达不到分室时可参考分时段方式:如Ⅰ类治疗换药室和Ⅱ类治疗换药室设置为同一室,清洁性治疗换药优先操作,与感染性治疗换药分时段进行,治疗顺序为清洁—感染。不能做到分时段进行时,采用遮隔措施分区进行,各区分别配备治疗换药用的桌、凳等。

按照《上海市门诊质控中心检查标准》要求,应设置特殊感染换药室。条件有限时,在遇到特殊伤口患者(如炭疽、气性坏疽等)需要换药时,可临时使用Ⅱ类治疗换药室,操作完毕后对该换药室进行终末消毒(图2-8)。

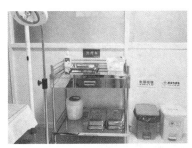

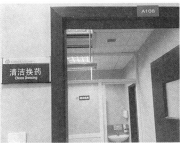

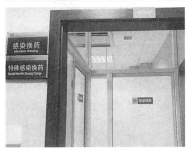

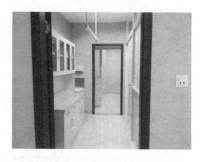

图 2-8　换药室布局(清洁换药、感染换药、特殊感染换药、通道)

一般感染性伤口换药后,物体表面和环境按照规定进行消毒处理,同时注意遮隔物件的消毒。若遇到传染病患者,则应根据疾病的性质及传播方式依照 GB 19193-2015《疫源地消毒总则》要求进行消毒处理。

第六节　检验科

1. 血培养的送检指征主要有哪些?

患者出现寒战,发热(≥38℃)或低体温(≤36℃),怀疑血流感染,尤其存在以下情况时,应立即进行血培养:医院内肺炎;留置中心静脉导管、PICC 超过 48h 或拔除导管未超过 48h;感染性心内膜炎;骨髓炎;有严重基础疾病、免疫缺陷伴全身感染症状;临床医生怀疑有血流感染可能的其他情况。

2. 血培养标本如何采集及运送？

标本采集：

（1）采血时机：尽可能在患者寒战或发热初期时采血。使用抗菌药物之前采集最佳。成人每次采集2~3套血培养（同一穿刺部位一次静脉采血注入多个培养瓶视为单套血培养）。

（2）采血部位：通常应采集外周静脉血，不建议采动脉血或通过血管内导管采血。只有在怀疑导管相关性血流感染时，可分别通过导管和外周静脉采取相同量的血标本，同时送检。

（3）穿刺部位皮肤消毒：采用三步法。①75%乙醇擦拭，待干；②碘伏从穿刺点由内向外画圈擦拭，消毒范围直径 3cm 以上，待干；③75%乙醇脱碘。对碘过敏的患者或儿童，采用 75% 乙醇消毒 60s，待穿刺部位乙醇挥发干燥后才能穿刺采血。

（4）血培养瓶消毒：除去瓶盖，用 75% 乙醇擦拭培养瓶橡皮塞，待干或用无菌棉签擦拭，去除残留的乙醇。

（5）采血量：成人每瓶采血量一般为 8~10ml，也可根据厂家的建议确定采血量。婴幼儿和儿童采血量不应超过患者总血量的 1%，具体采血量参考说明书。

（6）血培养瓶的接种：若采血量充足，一个穿刺部位采集的血液应分别注入需氧瓶和厌氧瓶进行接种。接种时要严格防止空气进入厌氧瓶，需注意不用采血方法的不同接种顺序。①用注射器采血时,应先注入厌氧瓶,再注入需氧瓶;②用采血针采血时,应先注入需氧瓶,再注入厌氧瓶。若采血量不足,优先注入需氧瓶。儿童应采用儿童瓶,如果没有特殊的需要,儿童一般只接种需氧瓶,不接种厌氧瓶。血标本接种到培养瓶后,应轻轻颠倒混匀以防血液凝固。对于已接受抗菌药物治疗的患者,应使用含树脂或活性炭的培养瓶,可中和或吸附抗菌药物,以提高检出率。

标本运送:血液标本应立即送检,室温(不低于20℃)放置不要超过24h。不可放冰箱储存。

3. 如何用"自然咳痰法"采集痰标本?痰标本如何运送?

自然咳痰法主要适用于中重度肺部感染、经验治疗无效、免疫力低下患者的感染。

标本采集:使用抗菌药物之前采集,以晨痰为佳。咳痰前先用清水、冷开水反复漱口除去过量的口腔细菌,有假牙的应取下。用力深咳,从气管咳出呼吸道深部的痰,痰液直接吐入无菌的容器中。最好选用带有螺旋帽的无菌、干燥、不渗透、不吸水的广口痰标本容器(图 2-9)。标本量应≥1ml。送检痰标本后三天内不主张再次送检,也不建议 24h 内多次采样送检,除非痰液外观性状出现变化。怀疑分枝杆菌感染者,应连续 3 天收集晨痰送检。

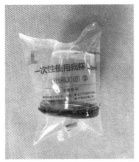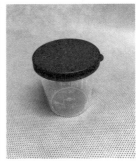

图 2-9　痰标本容器

标本运送:痰标本采集后应在 2h 内尽快送检,不能及时送检的标本,应放置冰箱内 4℃冷藏,且保存时间不可超过 24h。

4. 尿标本如何采集及运送?

标本采集:尽可能在未使用抗菌药物前送检,晨尿最佳。减少污染是保证尿标本质量的关键。常用的尿标本采集方法有以下几种。

(1) 清洁中段尿采集:先用肥皂水清洗会阴部,女性应分开大阴唇,男性应上翻包皮,仔细清洗,再用清水冲洗尿道口周围。采集标本时将前段的尿液丢弃,留取中段尿液约 10ml,直接排入无菌容器中,立即送检,于 30min 内进行接种。尿流不畅、包皮过长或卫生条件不好的患者易造成尿液标本污染。清洁中段尿是临床最易获得的尿液标本。

（2）耻骨上膀胱穿刺采集：消毒脐部至尿道皮肤，对穿刺部位进行局麻；在耻骨联合和脐部中线部位将针头插入充盈的膀胱，从膀胱吸取约 20ml 尿液；无菌操作将尿液注入无菌螺口杯，送至实验室。这一方法是评估膀胱内细菌感染的"金标准"。可用于诊断尿道厌氧菌感染，也是儿科患者、脊柱损伤患者和没有获得明确培养结果的患者最常用的方法。

（3）留置导尿管采集：消毒导尿管采样口，按无菌操作方法用注射器穿刺导尿管吸取尿液。必要时可将导管夹闭，在管中采集尿标本，但夹闭时间不能超过 0.5h。禁止通过收集袋引流管口流出的方式采集尿标本。

（4）膀胱导尿采集：严格采用无菌技术用导尿管经尿道插入膀胱收集尿液，弃去最开始导出的 15~30ml 尿液后再收集尿标本。

标本运送：尿标本采集后应立即送检，若不能及时送达，应放置冰箱内 4℃冷藏，且保存时间不可超过 24h。

5. 腹泻患者的大便标本如何采集及运送？

标本采集：分自然排便法、直肠拭子法。自然排便法为常规方法，患者在干燥清洁便盆内自然排便，用无菌竹签挑取大便中异常的部分（有黏液、脓液和血液的部分）2~3g，液体粪便取絮状物 2~3ml 放入无菌便盒或运输培养基中送检。若无黏液、脓血,则在粪便上多点采集送检。对于患有腹泻但暂时没有大便产生的患者、婴幼儿,可采用直肠拭子进行标本采集:无菌拭子蘸生理盐水湿润,成人由肛门插入约6~7cm,儿童可插入2~3cm,轻轻在直肠内旋动取出大便少许,将拭子插入运输培养基加盖封口送检。

采集标本的注意事项:

(1) 所挑取的粪便不应接触其他部位(如便盆),粪便样本中不应混有尿液及其他异物,采集过程应尽量无菌操作。

(2) 不应用厕纸收集粪便。

(3) 普通便培养只分离沙门氏菌、志贺氏菌。粪便艰难梭菌培养常规不必进行,如果进行,应用 10ml 无菌带盖塑料管留取 2/3 量以上尽快送检。

(4) 同一患者在同一天不宜重复送检。

(5) 尽可能在抗菌药物使用之前收集标本。

(6) 宜在感染急性期(通常是 5~7d 内)采集标本。

(7) 下列腹泻患者应连续 3d 送检标本:①社区获得性腹泻(入院前或 72h 内出现症状);②医院腹泻(入院 72h 后出现症状),且至少有下列情况之一:大于 65 岁并伴有内科疾病、HIV 感染、粒细胞缺乏症(中性粒细胞绝对值 <0.5×10^9/L) 及疑似院内暴发;③怀疑肠道感染的非腹泻性表现。

(8) 肠炎和发热患者建议做血培养。

（9）伤寒沙门氏菌感染时骨髓培养检出高于血培养。

标本运送：不是通过运输培养基送检的标本，应在采集后尽快送检，不应超过 2h；用运输培养基送检的标本可置于冰箱 4℃保存（用于艰难梭菌培养的标本除外），但不应超过 24h。

6. 检验科废弃的血、尿、粪便等标本如何处置？

检验科废弃的标本应首先在产生地点进行压力蒸汽灭菌或化学消毒处理，然后按感染性废物收集处理。

7. 检验科生物安全柜如何进行消毒处理？

生物安全柜每次使用前，应用 75% 乙醇或含氯消毒剂擦拭工作台面和内壁。实验结束时，应先将生物安全柜内的所有物品进行表面去污处理，并移出安全柜；然后用 75% 乙醇或含氯消毒剂擦拭生物安全柜的工作台面、四周以及玻璃的内外侧等部位。若使用的是含氯消毒剂，消毒后必须用无菌水再次进行擦拭，以去除消毒剂残留。在进行清洁和消毒时，建议将安全柜一直维持在运行状态，如果未处于运行状态，应在关机前运行 5min，以净化内部的气体。生物安全柜中的紫外线灯管应每周清洁，除去表面的灰尘和污垢。

8. 送检标本的转运应遵循什么原则？

（1）标本应由经过培训并考核合格的专职人员运

送。标本在转运过程中应防止污染工作人员、患者及周围的环境。

（2）标本在医疗机构内转运时，应遵守医疗机构内安全转运的相关规定。应将标本置于符合要求的运送容器中，容器中的样本架应能使标本保持直立，容器应可耐高压灭菌或耐受化学消毒剂的作用。

（3）标本的转运人员应了解标本的潜在危害，并接受过相关的培训，包括如何采用正确的防护措施、如何进行标本容器破碎或标本溢出的处理等。

（4）标本转运至医疗机构外时，要符合国家相关规定。

9. 送检标本的运送容器有什么要求？

（1）标本容器（内层容器）：是直接装载标本的容器，如试管。标本容器必须防水、防漏。可以是玻璃的，但最好使用塑料制品，正确使用盖子或塞子盖好后应无泄漏。容器外部不能有残留物，应贴上说明标本内容的标签（图 2-10）。

（2）二级容器：医疗机构内部转运标本时应使用二级容器，并将标本容器固定在架子上使其保持直立（图 2-11）。二级容器应防水、防漏，密封口最好有一个垫圈；可以是金属或塑料制品，应能耐高压灭菌或化学消毒剂的处理。

（3）三层包装系统：医疗机构外转运标本时应使

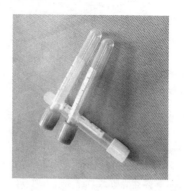

图 2-10 标本容器 (试管)

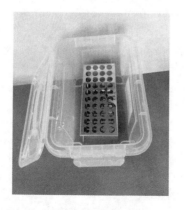

图 2-11 二级容器

用三层包装系统。包括标本容器(内层容器)、第二层包装以及外层包装(图2-12)。标本容器外面要包裹足量的吸收性材料,一旦标本容器打破或泄漏时,能吸收掉溢出的所有液体;第二层包装需防水、防漏,用来包裹并保护标本容器,并贴上能说明标本内容的标签;外层包装用于保护第二层包装在转运过程中免受

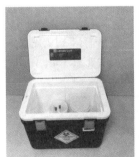
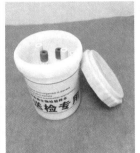
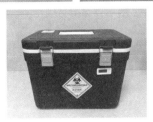

图2-12　三层包装系统

物理性损坏,并有规范的生物危险标签、标识、警告用语和提示用语等。

10. 标本转运过程中发生标本容器破碎或标本溢出时如何处理?

(1) 标本容器破碎或者标本溢出时,应及时处理,处理人员应戴手套、穿防护服,必要时需进行脸和眼睛的防护。

(2) 用纸巾或其他可吸附材料覆盖并吸收溢出物。

(3) 向纸巾上倾倒适当的消毒剂,并覆盖周围环境。使用消毒剂时,从溢出区域的外围开始,朝向中心进行处理。

(4) 消毒剂作用约 30min 后,将所处理物质清理掉。如含有碎玻璃或其他锐器,则使用簸箕或硬的厚纸板来收集处理过的物品,并将其置于可防刺透的容器中待处理。

(5) 对溢出区域再次清洁并消毒[如有必要,重复(2)~(4)步骤]。

(6) 将污染材料置于防漏、防穿透的废弃物处理容器中。

(7) 消毒完成后,向主管部门汇报事件情况,并说明目前溢出区域的污染已清除。

第七节 供应室

1. 供应室布局分区的基本要求是什么？

为保障医院感染控制，供应室分为辅助区域和工作区域，工作区域应保证基本的三区划分。

(1) 去污区：对重复使用的诊疗器械、器具和物品进行回收、分类、清洗、消毒(包括运送器具的清洗消毒等)的区域，为污染区域(图2-13)。

(2) 检查包装及灭菌区：对去污后的诊疗器械、器具和物品进行检查、装配、包装及灭菌(包括敷料制作等)的区域，为清洁区域。

(3) 无菌物品存放区：存放、保管、发放无菌物品的区域，为清洁区域。

2. 供应室工作区域设计有什么要求？

(1) 去污区、检查包装及灭菌区和无菌物品存放区之间应设实际屏障。

(2) 去污区与检查包装及灭菌区之间应设物品传递窗(图2-14)，并分别设人员出入缓冲间(图2-15)。

(3) 缓冲间应设洗手设施，采用非手触式水龙头开关。无菌物品存放区内不应设洗手池。

(4) 工作区域的天花板、墙壁应无裂隙，不落尘，便于清洗和消毒；地面与墙面踢脚及所有阴角均应为弧形设计；电源插座应采用防水安全型；地面应防滑、

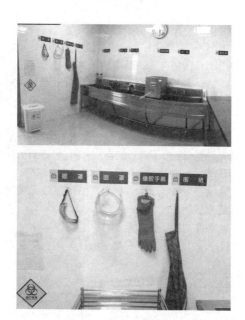

图 2-13　供应室去污区

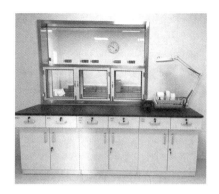

图 2-14　供应室物品传递窗

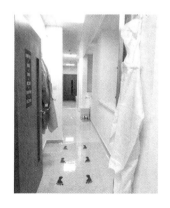

图 2-15　供应室缓冲间

易清洗、耐腐蚀;地漏应采用防返溢式;污水应集中至医院污水处理系统。

3. 供应室去污区应设置几个出入口?

去污区出入口主要为两大类:污物入口和清洁物流出口、人流出口,通道独立,不逆行。

污染物的入口:回收车从该区大门进入去污间的接收区,将污染器械卸载后直接进入清洗车间。

回收车的出口:回收车进入清洗间后,离开去污区。

清洁物品出口:去污后的物品通过传递窗或清洗消毒机双扉门进入包装区。

工作人员出入口:即人员缓冲带。面积 >3m²,有手卫生设施、防护工具放置柜及污洁工作服放置的条件。工作人员必须经过卫生处置后方可离开去污区。

4. 供应室去污区至少应该设置几个水槽?

手工清洗中规范的流程包括冲洗、洗涤、漂洗和终末漂洗四个步骤。冲洗和洗涤是去除污染物的过程,漂洗和终末漂洗是去除洗涤后物品的残留物的过程,操作中每个步骤有一个水槽应为理想配置,如条件有限,至少应有两个水槽,一个用来冲洗和洗涤,另一个用来漂洗和终末漂洗,以减少清洗过程中污物再次污染器械的风险(图 2-16)。

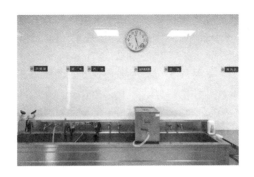

图 2-16 去污区水槽

5. 无菌物品存放区可以设水槽吗?

无菌物品集中存放的区域不应设水槽。水有利于微生物生长繁殖,变湿后的无菌物品(包内或包外存在潮湿、水珠等现象的灭菌包)被视为污染。WS 310.1-2016《医院消毒供应中心第 1 部分:管理规范》中有规定:无菌物品存放区内不应设洗手池。美国《疾病预防和控制中心消毒灭菌指导》也有相关解释:医疗和外科用品不应存放在水槽或其他可能变湿的地方。

6. 供应室为什么应配有水净化处理设备?

器械清洗过程中的终末漂洗和压力蒸汽灭菌的蒸汽供水都有严格的水质要求。

(1) 清洗用水:消毒供应室应有自来水、热水、软水、经纯化的水供应。自来水水质应符合 GB 5749-2006《生活饮用水卫生标准》的规定;终末漂洗用水的电导率应 $\leq 15 \times 10^{-4} S/m (25 ℃)$。

（2）灭菌蒸汽:蒸汽冷凝物用于反映压力蒸汽灭菌器蒸汽的质量。因此对压力蒸汽灭菌器蒸汽供给水与蒸汽冷凝物质量指标如水的硬度、外观、pH、重金属以及各种无机杂质的含量等都有严格的要求。水质量的各项指标在 WS 310.1-2016《医院消毒供应中心第 1 部分:管理规范》中的附录里有详细说明。

鉴于以上方面的水质要求,如果自来水尚未达到此标准的医疗机构,应配备水处理设备,以满足 WS 310.1-2016《医院消毒供应中心第 1 部分:管理规范》中的相关要求。

7. 污染器械和物品回收时可以在诊疗场所进行清点吗?

WS 310.2-2016《医院消毒供应中心第 2 部分:清洗消毒及灭菌技术操作规范》中明确指出不应在诊疗场所对污染的诊疗器械、器具和物品进行清点,应采用封闭式回收,避免反复装卸。原因有三个方面:

（1）使用后的诊疗器械存在被病人的血液、体液污染的情况,若在诊疗场所清点,可能会增加环境空气中"气溶胶"的病原微生物浓度,造成诊疗环境污染。

（2）若在诊疗场所进行物品清点，可能会增加医务人员的职业暴露，应该由穿戴必要防护用品的人员在供应室的去污区进行。

（3）在供应室清点可以减少诊疗器械装卸的环节，避免不必要的损坏。

8. 被乙型病毒性肝炎等传染性疾病污染的器械是否需要先消毒再清洗？

WS 310.2-2016《医院消毒供应中心第 2 部分：清洗消毒及灭菌技术操作规范》中要求诊疗器械、器具和物品处理时，通常遵循先清洗后消毒的处理程序。HIV 和 HBV 是亲脂病毒，对消毒剂最为敏感，一般浓度就可以杀灭，75% 乙醇中浸泡 15min 足以灭活 HIV 和 HBV 病毒，所以对于被 HBV 等传染性疾病污染的器械不需先消毒再清洗，只需关注操作人员的职业防护即可。无论对什么器械，最重要的是操作人员应严格执行标准预防措施。

被朊毒体、气性坏疽及突发原因不明的传染病病原体污染的诊疗器械、器具和物品应遵循 WS/T 367-2012《医疗机构消毒技术规范》的规定，按"消毒—清洗—消毒"程序进行处理。

9. 如何正确使用含酶清洗剂？

（1）酶洗液的正确使用应关注四个因素：酶洗液浓度、作用时间、水温和物理刷洗。

（2）使用含酶清洗剂应遵循产品的使用说明，包括稀释酶洗剂及酶洗时间（酶清洗剂接触时间），同时应遵循"现用现配，一洗一换"的原则。

10. 灭菌物品包装的包外标识应包含哪些内容？

灭菌物品包装的标识应注明物品名称、包装者等内容。灭菌前注明灭菌器编号、灭菌批次、灭菌日期和失效日期等相关信息。标识应具有可追溯性。（图 2-17）。

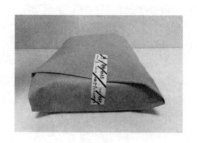

图 2-17　灭菌物品包外标识

11. 可否选用有侧孔的储槽作为最终的灭菌包装材料？

WS 310.1-2016《医院消毒供应中心第 1 部分：管理规范》包装材料要求：开放式储槽不应作无菌物品的最终灭菌包装材料。因为有侧孔的储槽不具备包装的闭合完好性,不能保证无菌屏障。

12. 压力蒸汽灭菌后的无菌物品卸载为何要等到物品冷却后?

因为高温的物品遇冷空气会产生冷凝水造成湿包,另外冷却至室温的物品会减少操作人员的烫伤。

13. 无菌物品的储存要求是什么?

(1) 灭菌后物品应分类、分架存放在无菌物品存放区。一次性使用无菌物品应去除外包装后,进入无菌物品存放区。

(2) 物品存放架或柜应距地面高度≥20cm,距离墙≥5cm,距天花板≥50cm。

(3) 物品放置应固定位置,设置标识。接触无菌物品前应洗手或手消毒。

(4) 消毒后直接使用的物品应干燥,包装后专架存放。

(5) 无菌物品存放要求如下:

1) 无菌物品存放区环境的温度、湿度达到 WS 310.1-2016《医院消毒供应中心第 1 部分:管理规范》的规定时,使用普通棉布材料包装的无菌物品有效期宜为 14d;未达到环境标准时,使用普通棉布材料包装的无菌物品有效期不应超过 7d。

2) 医用一次性纸袋包装的无菌物品,有效期宜为 30d;使用一次性医用皱纹纸、医用无纺布包装的无菌物品,有效期宜为 180d;使用一次性纸塑袋包装的无菌物品,有效期宜为 180d;硬质容器包装的无菌物品,有效期宜为 180d。

14. 消毒灭菌效果监测有哪些内容要求?

(1) 通用要求:包括应专人负责质量检测;定期对医用清洗剂、消毒剂、清洗用水等质量检查;进行监测材料卫生安全评价报告及有效期等检查;遵循设备生产厂家的使用说明或指导手册对清洗消毒器、封口机、灭菌器定期预防性维护与保养、日常清洁、检查与监测。

(2) 清洗质量监测:每月应至少随机抽查 3~5 个待灭菌包内全部物品的清洗质量,清洗后的器械表面及其关节、齿牙应光洁,无血渍、污渍、水垢等残留物质和锈斑。

(3) 消毒效果监测:消毒后直接使用物品应每季度进行监测,监测方法及监测结果应符合 GB 15982-2012《医院消毒卫生标准》的要求,每次检测 3~5 件有代表性的物品。化学消毒应根据消毒剂的种类特点,定期监测消毒剂的浓度、消毒时间和消毒时的温度,并记录,结果应符合该消毒剂的规定。

(4) 灭菌质量监测:包括物理监测法、化学监测法和生物监测法。物理监测不合格的灭菌物品不得发放,并应分析原因进行改进,直至监测结果符合要求;包外化学监测不合格的灭菌物品不得发放,包内化学监测不合格的灭菌物品和湿包不得使用。分析原因进行改进,直至监测结果符合要求。生物监测不合格时,应尽快召回上次生物监测合格以来所有尚未使用的灭菌物品,重新处理;并应分析不合格的原因,改进后,生物监测连续三次合格后方可使用。

15. 压力蒸汽灭菌的质量监测方法应如何实施?

(1)物理监测法:包括日常监测和定期监测。每次灭菌应连续监测并记录灭菌时的温度、压力和时间等灭菌参数;每年应用温度压力检测仪监测温度、压力和时间等参数,检测仪探头放置于最难灭菌部位。

(2)化学监测法:应进行包外、包内化学指示物监测。具体要求为灭菌包包外应有化学指示物,高度危险性物品包内应放置包内化学指示物,置于最难灭菌的部位。如果透过包装材料可直接观察包内化学指示物的颜色变化,则不必放置包外化学指示物。根据化学指示物颜色或形态等变化,判定是否达到灭菌合格要求。采用快速程序灭菌时,也应进行化学监测。直接将一片包内化学指示物置于待灭菌物品旁边进行化学监测。

(3)生物监测法:应至少每周监测一次。采用新的包装材料和方法进行灭菌时应进行生物监测。

(4)B-D试验:预真空(包括脉动真空)压力蒸汽

灭菌器应在每日开始灭菌运行前空载进行 B-D 测试，B-D 测试合格后，灭菌器方可使用；B-D 测试失败，应及时查找原因进行改进，监测合格后，灭菌器方可使用。

（5）灭菌器新安装、移位和大修后的监测：应进行物理监测、化学监测和生物监测。物理监测、化学监测通过后，生物监测应空载连续监测三次，合格后灭菌器方可使用。

16. 预真空锅的 B-D 测试是每天做吗？

B-D 测试是对预真空（包括脉动真空）压力蒸汽灭菌器冷空气排出效果的检测。大型预真空压力蒸汽灭菌器应在每日开始灭菌运行前空载进行 B-D 测试，合格后，灭菌器方可使用。原因是灭菌器停止使用数小时后，设备管路中会有较多冷空气残留，预热后若冷空气清除不彻底会阻碍灭菌蒸汽穿透进而影响灭菌效果。对于灭菌物品较少的社区医院，如果不是每天使用灭菌锅，则无须每天监测。小型压力蒸汽灭菌器一般不必进行 B-D 测试，如需进行 B-D 测试，则按照 GB/T 30690 要求进行。

17. 对于复用器械外送的基层医院其物品收发需关注的事项有哪些？

（1）器械回收和无菌物品存储、发放应该是独立分开的两个空间，即污染区和清洁区。

（2）应建立收、发登记核查制度，便于安全追溯。

（3）物品运输过程中应关注安全屏障和存储条件。

（4）用于无菌物品和污染物品转运的车辆、容器应在每次使用后进行清洁消毒。

第八节　发热（含预检分诊）、肠道、肝炎门诊

1. 如何做好发热门诊医院感染控制工作？

（1）发热门诊应当设在医疗机构内独立的区域，有明显标识，与普通门（急）诊、肠道门诊、肝炎门诊相隔离，避免发热病人与其他病人相交叉。

（2）建立传染病预检、分诊制度。

（3）如病情允许，宜为呼吸道感染患者发放医用外科口罩，并指导患者正确佩戴。

（4）医务人员防护：穿隔离衣、佩戴工作帽、医用外科口罩，必要时佩戴乳胶手套。

（5）发热门诊入口处应有手卫生设施，医务人员应严格执行手卫生规范。

2. 肠道、肝炎门诊内部布局要求有哪些？

（1）应分设肠道病人、肝炎病人的专用出入口和医务人员专用通道（图 2-18）。

（2）肠道门诊诊疗室、观察室、肝炎门诊的诊疗室应分别独立设置。

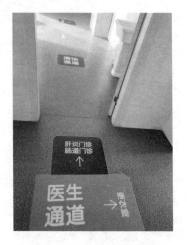

图 2-18　肠道肝炎门诊专用通道标识

　　（3）传染病专用门诊内必须安装紫外线灯，设有污染、半污染和清洁区，三区划分明确，相互无交叉，并有明显标志。

　　（4）均应安装纱窗、纱门，并设有非手触式水龙头开关，首选感应式。

　　（5）应设置专用厕所、便器，其构造应便于消毒处理。

　　3. 肝炎、肠道门诊消毒隔离要求有哪些？

　　（1）病人呕吐物、排泄物及便器应有专人负责严格消毒。

（2）对分泌物、排泄物的消毒，用含氯消毒剂干粉加入分泌物、排泄物中，使有效氯含量达到 10 000mg/L，搅拌后作用 >2h 后排放。

（3）化验单、病卡、传染病报告卡、钱币等必须消毒后方可送出隔离门诊。

（4）医护人员进入门诊，必须穿专用工作服，医护人员在诊疗工作中应严格执行手卫生要求。

（5）诊疗物品必须专用，并经严格消毒后方可出肠道隔离区。

（6）门诊工作中和结束后，工作台、地面等需消毒，每日至少二次。

第九节　防保、计免

1. 疫苗开启后未用完如何处理？

安瓿启开后，未用完的疫苗盖上无菌干棉球冷藏。活疫苗超过半小时、灭活疫苗超过 1h 未用完，应将疫苗废弃。

2. 疫苗接种后用物应如何处理？

应将注射器具、安瓿直接投入利器盒，按照《医疗废物管理办法》统一回收销毁。使用后的注射器不得双手回套针帽，或用手分离注射器针头。过期、淘汰、变质或被污染的废弃的疫苗按药物性废物处理。

3. 呼吸道传染病主要传播途径有哪些?

呼吸道传染病的主要传播途径包括空气传播、飞沫传播和接触传播。

4. 接触呼吸道传染病患者时的防护措施有哪些?

(1) 接触空气传播或近距离接触经飞沫传播的呼吸道传染病患者时,应戴医用防护口罩。患者病情允许时,应戴外科口罩。

(2) 护目镜、防护面罩的使用:在进行诊疗、护理操作中,如可能发生患者血液、体液、分泌物等喷溅时应佩戴护目镜或防护面罩,每次使用后应清洁与消毒。

(3) 手套的使用:接触患者的血液、体液、分泌物、排泄物、呕吐物及污染物品时,应戴清洁手套;接触患者破损皮肤、黏膜时,应戴无菌手套。

(4) 鞋套的使用:鞋套应具有良好的防水性能,并一次性应用;应在规定区域内穿鞋套,发现破损应及时更换。

(5) 帽子的使用:进入污染区和洁净环境前、进行无菌操作等时应戴帽子;在缓冲区佩戴,应将头发完全遮盖;被患者血液、体液污染时,应立即更换;一次性帽子应一次性使用。

5. 面对呼吸道传染病患者,何种情况下应使用隔离衣或防护服?

经接触传播患者,可能受到患者血液、体液、分泌物、排泄物喷溅时,应穿隔离衣。在接触甲类或按甲类传染病管理的传染病患者时、接触经空气传播或飞沫传播的传染病患者,可能受到患者血液、体液、分泌物、排泄物喷溅时,应穿防护服。防护服应符合 GB 19082《医用一次性防护服技术要求》的规定,隔离衣应后开口,能遮盖住全部衣服和外露的皮肤。

6. 托幼机构、学校等集体单位如何预防手足口病的发生?

(1) 教育、指导儿童养成正确洗手等良好卫生习惯;老师要保持良好的个人卫生状况。

(2) 教室和宿舍等场所要保持良好通风;定期对生活用具、玩具、书籍进行消毒:用 500mg/L 含氯消毒剂溶液擦拭消毒,作用时间 30min。

(3) 定期对活动室、寝室、教室、门把手、楼梯扶手、桌面等物体表面进行擦拭消毒。

(4) 每日对厕所进行清扫、消毒,工作人员应戴手套,工作结束后应立即洗手。

(5) 确诊的手足口病患儿,及时居家隔离。

7. 诺如病毒感染流行季节学校等集体单位预防措施有哪些?

在诺如病毒感染流行季节,除加强通风、保持好饮水、饮食卫生和环境卫生外,可对门把手、水龙头等人员经常接触的部位定期消毒。学校、托幼机构等集体单位应配备洗手设施或者手消毒剂,相关人员应勤洗手,必要时使用免洗型手消毒剂进行手部消毒。

8. 如何做好诺如病毒、手足口病的隔离措施?

(1) 同类患者可同住一室。

(2) 接触患者时穿隔离衣,接触患者前后流动水洗手。

(3) 诺如病毒感染患者尽量使用专用厕所或者专用便器,患者粪便严格消毒,生活用具、餐具、便器单独使用并定期消毒,地面使用消毒液进行拖擦。

(4) 室内防杀苍蝇和蟑螂。

(5) 具体消毒方法:地面应含有效氯 1 000mg/L 消毒液擦拭。家具和生活设施用消毒液进行浸泡、喷洒或擦拭消毒,作用 30min 后用清水擦拭干净。墙壁可直接用消毒剂按 100~300ml/m^2 用量擦拭或喷洒消毒。消毒作用时间应不少于 15min。衣物、被褥等织物:先将固体污秽物移除后再浸在有效氯为 500mg/L 的含氯消毒剂溶液内 30min,清水冲净。诺如病毒患者污染物品使用 5 000mg/L 的含氯消毒剂,手足口病患者污染物品使用 500mg/L 的含氯消毒剂。食品用具:餐具和食品加工工具清除食物残渣后,煮沸消毒 30min,也可用有效氯为 250~500mg/L 含氯消毒液浸泡或擦拭,作用 30min 后,再用清水洗净。

第十节　家庭病床(居家)

1. 居家注射、换药、导尿等治疗需要佩戴帽子和口罩吗？

目前针对居家治疗中的感染防控尚无国家规范和统一的技术标准。WS/T 311-2009《医院隔离技术规范》中指出：一般诊疗活动,可佩戴纱布口罩或外科口罩;进入污染区和洁净环境前,进行无菌操作等时应戴帽子。理由是人的口、鼻、头发等均有大量微生物,诊疗活动中说话、打喷嚏、头部摆动均有可能造成操作部位被微生物、空气微粒污染。因此居家注射、换药、导尿等操作时也应佩戴口罩和帽子。

2. 居家诊疗活动后产生的医疗废物如何处置？

居家诊疗活动后产生的敷料、棉签、注射器、针头等原则上由医护人员统一回收,带回社区卫生服务中心,按《上海市医疗废物卫生管理规范》处置;不能及时带回的,指导家属将针头放在硬质盒或塑料瓶内,其他类别废物置于塑料袋内,妥善保管,待医务人员再次上门时收回或患者去医院就诊时带回,不得随意丢弃。对于自行注射胰岛素或血糖监测产生的针头应由开具或发放器具的医护人员指导其放入矿泉水瓶或塑料盒内,等患者再次就诊时交给医务人员。

3. 居家静脉输液可行吗？

2012年上海市《家庭病床服务规范》中指出：为避免(医源性)感染，需进行输液、换药等治疗的患者家庭环境应具备相应卫生条件；在家中开展的诊疗服务项目应以安全为准则，无其他相应细化标准。在国外，输液治疗极为严谨，看急诊才考虑输液，只有输液专职护士才有资格执行输液，因此对于居家静脉输液应谨慎执行。

4. 居家氧疗的湿化瓶、湿化液、鼻导管应如何消毒、更换？

WS/T 367-2012《医疗机构消毒技术规范》规定：通过管道与浅表体腔黏膜接触的器具如氧气湿化瓶、胃肠减压器等可采用中效或高效消毒剂如含氯消毒剂等浸泡消毒。因此建议居家氧疗中的湿化瓶和滤芯每日清洗消毒，彻底清洗后用含有效氯500mg/L的消毒液浸泡30min，清水冲净后无菌纱布擦干备用。湿化液原则上使用灭菌水，无条件者可使用新鲜的冷开水。吸氧管具体更换时间没有统一规定及相关循证医学证据，目前临床上大多每周更换1~2次，专人专用，保持清洁干燥，分泌物多或管道堵塞时进行及时更换。

第十一节　B超心电室

1. B超机及探头的消毒应该如何执行?

(1) 每天用清水布巾对机器的外表面进行清洁,重点是频繁接触的操作按键等部位。

(2) 遵循《基层医疗机构医院感染管理基本要求》规定:超声探头需"一人一用一消毒或隔离"。考虑到B超探头材质防水性及对各类化学消毒剂的相容性,目前没有统一的方法适合所有探头。可遵循产品使用说明书推荐的方法对探头进行清洁、消毒。既要达到消毒效果,又不能损坏探头。

1) 对于接触完整皮肤的探头,可使用湿布擦拭,或检查前用75%酒精清洁患者皮肤。目前有探头专用消毒湿巾和消毒型医用超声耦合剂的推荐,可选择使用。

2) 接触患者破损皮肤、黏膜或经阴道、直肠等体腔进行超声检查的探头,每次检查后进行常规高水平消毒,每次检查时使用高质量一次性探头套保证病人免于感染,"一用一更换",并使用消毒型医用超声耦合剂。

2. B超室使用的带有耦合剂的卫生纸属于哪一类废物?

通常情况下,B超室产生的带有耦合剂的卫生纸仅与患者完整皮肤直接接触,未被患者血液、体液、分泌物、排泄物等污染,不具有引发感染性疾病的危险,目前亦没有循证医学证据证明 B 超室产生的带有耦合剂的卫生纸会导致院内感染,因此应属于生活垃圾。但阴式 B 超或被患者血液、体液、分泌物、排泄物等污染的 B 超用纸,因其可能携带病原微生物,故应按感染性医疗废物处理。

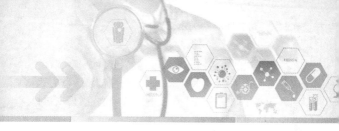

第三章　社区卫生服务医院感染重点环节

第一节　安全注射

1. 安全注射的定义是什么？

安全注射是指对接受注射者无害、实施注射操作的医务人员不暴露于可避免的风险以及注射后的废弃物不对环境和他人造成危害。

2. 安全注射的环境要求是什么？

进行注射操作前半小时应停止清扫地面等工作，避免不必要的人员活动。严禁在非清洁区域进行注射准备等工作。

3. 安全注射应遵守的无菌操作原则是什么？

注射操作前、后应进行手卫生。

　　用于皮肤消毒的非一次性容器盛装的碘酒、酒精应密闭保存,每周更换 2 次,同时更换容器,容器应达到灭菌水平。一次性小包装的瓶装碘酒、酒精,启封后使用时间不超过 7d。

　　皮肤消毒后应完全待干后再进行注射。皮肤消毒后不应再用未消毒的手指触摸穿刺点。

　　注射器一次性使用,尽可能使用单剂量注射用药品,多剂量用药无法避免时,应保证"一人一针一管一用",严禁使用过的针头及注射器再次抽取药液。

　　抽出的药液、开启的静脉输入用无菌液体需注明开启日期和时间,放置时间不超过 2h,启封抽吸的各种溶媒不超过 24h(图 3-1)。

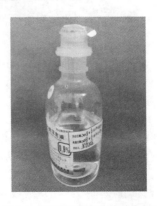

图 3-1　开启后注明开启日期和时间

4. 不同种类的注射和穿刺皮肤消毒范围一样吗?

肌肉、皮下及静脉注射等各种诊疗性穿刺部位主要用涂擦,以注射或穿刺部位为中心,由内向外缓慢旋转,逐步涂擦,共 2 次,消毒皮肤面积应≥5cm×5cm。中心静脉导管、PICC、植入式血管通路的消毒范围直径应 >15cm,至少应大于敷料面积 10cm×12cm。消毒时应让消毒剂充分待干,以确保消毒效果。

5. 配制好的皮试液可以放置多久?

皮试液应在规定时间临时抽取,即刻使用,以防药液效价降低或被污染。对于青霉素皮试液来说,由于青霉素在水溶液中不稳定,放置时间越长则分解越多,不仅药效失效,而且产生的致敏物质也增多,故应现配现用。而对于其他性质稳定的药物皮试液来说,放置时间建议参考药物说明书。

6. 注射用的治疗盘如何消毒?

治疗盘也称注射盘,其用途为盛载消毒液、敷料、静脉注射操作等治疗所需物品。对于不同的使用情况,其清洁消毒要求也不能一概而论。

(1) 对按照静脉注射操作规程的要求将治疗车推至床旁进行注射操作的情况下,治疗盘属于清洁物品,在保证未受到污染的情况下,日常保持清洁即可。

(2) 对于不能做到床旁注射等操作携带治疗车的,治疗盘除盛放治疗所需用品外,可能会暂存治疗过程中产生的医疗废物。此时，建议在治疗盘内配置弯盘用于暂存医疗废物。但因治疗盘不接触患者，属于低度危险物品，只需达到低水平消毒即可。消毒剂可选择 75% 乙醇，因其价格低廉，使用方便，对金属无腐蚀性等特性，适用于中水平消毒时同样也适用于低水平消毒。其他还可选择含氯消毒剂、季铵盐等，或使用含消毒剂成分的卫生湿巾清洁消毒一步完成。

7. 使用过的注射器应如何处理？

使用过的注射器应立即处理，不得重复使用。可将针头在利器盒上分离，再将注射器丢入感染性废物袋内，如是不能拆卸的一体式注射器，可以将针头和注射器作为一个整体丢弃于利器盒内(图 3-2)。

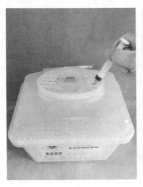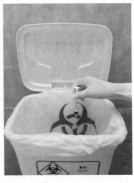

图 3-2　使用过的注射器处理方法

8. 如何规范利器盒的使用？

选择大小适合、正确组装的利器盒。触手可及，高度能看到利器盒的开口。锐器不能伸出利器盒外，利器盒放满 3/4 时，应及时密封、更换。

第二节 抗菌药物

1. 什么是抗菌药物？

抗菌药物是指具有杀菌或抑菌活性的药物，是治疗细菌、支原体、衣原体、立克次体、螺旋体、真菌等病原微生物所致感染性疾病的药物，通常不包括治疗结核病、寄生虫病和各种病毒所致感染性疾病的药物以及具有抗菌作用的中药制剂。

2. 临床常见炎症诊断指标有哪些？

临床常见炎症诊断指标有体温、白细胞计数和分类、降钙素原（PCT）、C反应蛋白（CRP）、细胞因子白细胞介素 -6（IL-6）、纤维蛋白原等。PCT 对中、重度细菌感染有较高的敏感性和特异性，已作为临床诊断细菌感染的有利证据。急性时相蛋白如 CRP 和 IL-6 等在诊断感染性疾病中也发挥着重要作用。

3. 什么是细菌的耐药性？

细菌耐药性是细菌抵抗抗生素杀菌、抑菌作用的一种防御能力，是细菌的一种生物学表型。这种生物表型可以通过药敏试验观察和检测。耐药性可以通过细菌自身基因突变而获得,并且获得的耐药特征可以稳定地遗传给子代。此外细菌可以接受或转移耐药基因,从而导致耐药基因的扩散,耐药基因可以编码多重耐药机制来抵抗抗生素。

4. 什么是多重耐药细菌?

多重耐药菌(multidrug-resistant organism,MDRO)主要是指对临床使用的三类或三类以上的抗菌药物同时呈现耐药的细菌,多重耐药也包括泛耐药和全耐药。国际专家也指出,只要是目标抗生素耐药即为多重耐药,例如对耐甲氧西林金黄色葡萄球菌(MRSA)就可以定义为 MDRO。

5. 抗菌药物预防性应用的指征是什么?

医疗机构和医务人员应当严格掌握预防性使用抗菌药物的指征。非手术患者在某些细菌性感染的高危人群中,可有指征的预防性使用抗菌药物,但预防性使用方案(包括指征、药物类别选择、疗程等)应基于循证医学证据。此外,严重中性粒细胞缺乏(ANC≤0.1×10⁹/L)持续时间超过 7d 的高危患者和实体器官移植及造血干细胞移植的患者,在某些情况下也有预防用抗菌药物的指征,但由于涉及患者基础疾病、免疫功能状态、免疫抑制剂等药物治疗史等诸多复杂因素,其预防用药指征和方案需参阅相关专题文献。

围手术期抗菌药物预防用药,Ⅰ类切口,通常不需预防用抗菌药物,Ⅱ类、Ⅲ类切口通常需预防用抗菌药物。

6. 抗菌药物临床应用遵循原则是什么?

抗菌药物临床应用应当遵循有效、安全、经济等原则。

7. 抗菌药物合理给药途径是什么?

(1) 轻症感染可接受口服给药者,应选用口服吸收良好的抗菌药物,不必采用静脉或肌内注射给药。重症感染、全身性感染患者初始治疗应予静脉给药,以确保药效;病情好转能口服时应及早转为口服给药。

(2) 抗菌药物的局部应用宜尽量避免。皮肤黏膜局部应用抗菌药物后,很少被吸收,在感染部位不能达到有效浓度,反而易引起过敏反应或导致耐药菌产生,因此治疗全身性感染或脏器感染时应避免局部应用抗菌药物。抗菌药物的局部应用只限于少数情况,例如全身给药后在感染部位难以达到治疗浓度时,可加用局部给药作为辅助治疗。此情况见于治疗中枢神经系统感染时某些药物可同时鞘内给药、包裹性厚壁脓肿脓腔内注入抗菌药物以及眼科感染的局部用药等。某些皮肤表层及口腔、阴道等黏膜表面的感染可采用抗菌药物局部应用或外用,但应避免将主要供全身应用的品种作局部用药。局部用药宜采用刺激性小、不易吸收、不易导致耐药性和不易致过敏反应的杀菌剂,青霉素类、头孢菌素类等易产生过敏反应的药物不可局部应用。氨基糖苷类等耳毒性药不可局部滴耳。

8. 抗菌药物的联合应用指征是什么?

抗菌药物的联合应用要有明确指征,单一药物可有效治疗的感染,不需联合用药,仅在下列情况时有指征联合用药。

(1) 病原菌尚未查明的严重感染,包括免疫缺陷者的严重感染。

(2) 单一抗菌药物不能控制的需氧菌和厌氧菌混合感染,2 种或 2 种以上病原菌感染,以及多重耐药菌或泛耐药菌感染。

(3) 单一抗菌药物不能有效控制的感染性心内膜炎或脓毒症等重症感染。

(4) 需较长疗程治疗,但病原菌易对某些抗菌药物产生耐药性的感染,如深部真菌感染。

(5) 由于药物的协同抗菌作用,联合用药时应将毒性大的抗菌药物剂量减少,如两性霉素 B 与氟胞嘧啶联合治疗隐球菌脑膜炎时,前者的剂量可适当减少,从而减少其毒性反应。联合用药时宜选用具有协同或相加作用的药物联合,如青霉素类、头孢菌素类等其他 β 内酰胺类与氨基糖苷类联合,两性霉素 B 与氟胞嘧啶联合。联合用药通常采用 2 种药物联合,3 种及 3 种以上药物联合仅适用于个别情况,如结核病的治疗。此外必须注意联合用药后药物不良反应将增多。

9. 如何评价抗菌药物治疗用药的合理性?

抗菌药物使用的合理性主要基于以下两方面:有无抗菌药物应用指征;选用的品种及给药方案是否适宜。治疗性使用抗菌药物时应遵守以下基本原则:

(1) 诊断为细菌性感染者,方有指征应用抗菌药物。

(2) 尽早查明感染病原体,根据病原体种类及药物敏感试验结果选用抗菌药物。

(3) 按照药物的抗菌作用特点及其体内过程特点选择用药。

(4) 对于临床诊断为细菌性感染的患者,在未获知细菌培养及药敏结果前,或无法获取培养标本时,可先给予经验治疗。待获知病原学检测及药敏结果后,应结合先前的治疗反应调整用药方案。

(5) 抗菌药物治疗方案应综合患者病情、病原菌种类和抗菌药物特点制订。

第三节　导管感染预防措施

1. 疑似导管相关血流感染应如何处置?

可疑导管相关性血流感染时,应在无菌状态下拔除导管,剪下导管前端 5cm,并从外周静脉采血两套,一并送微生物培养(图 3-3)。对置管困难暂时不能拔

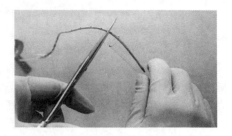

图 3-3　导管尖培养标本采集部位

管的,取 2 份血,1 份取之于导管内,1 份取之于外周静脉,同时送检。

2. 各种静脉导管留置时间是什么?

(1) 外周静脉留置针应 72~96h 更换一次。

(2) PICC:留置时间不超过 1 年或参照产品说明书。

(3) 中心静脉导管(CVC):留置数天至数周。应监测静脉导管穿刺部位,并根据患者病情、导管类型、留置时间、并发症等因素进行评估,尽早拔除。

(4) 输液港(PORT):可长期使用,适合 6 个月以上的治疗需要,一般入时间为 5 年左右。

3. 经外周静脉穿刺中心静脉置管术维护注意事项是什么?

(1) 冲管及封管:经 PICC 输注药物前,先使用 10ml 及以上注射器或一次性专用冲洗装置,通过回抽血液来确定导管在静脉内。给药前后宜用生理盐水或肝素盐水脉冲式冲洗导管,如果遇到阻力或抽吸无回血,应进一步确定导管的通畅性,不应强行冲洗导管。输液完毕应用导管容积加延长管容积 2 倍的生理盐水或肝素盐水正压封管,在注射最后 0.5ml 时,边注射边向后拔针(图 3-4)。肝素盐水的浓度可用 0~10U/ml。治疗间歇期间应至少每周维护一次。

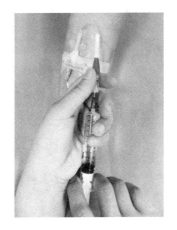

图 3-4　脉冲式冲洗导管

(2) 敷料的更换:每日观察穿刺点及周围皮肤的完整性。无菌透明敷料至少每 7d 更换一次,无菌纱布敷料至少每 2d 更换一次；若穿刺部位发生渗液、渗血时应及时更换敷料；穿刺部位的敷料出现松动、污染等完整性受损时应立即更换（图 3-5）。

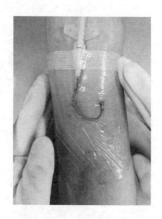

图 3-5　PICC 维护更换敷料

　4. 导尿管相关尿路感染的基本预防措施是什么？

（1）严格掌握留置导尿指征。

（2）操作时注意手卫生，严格执行无菌操作规程。

（3）选择合适型号的导尿管。

（4）保证导尿管通畅，引流系统呈密闭状态，不建议常规使用含消毒剂或抗菌药物的溶液进行膀胱冲洗。

（5）保持集尿袋低于膀胱水平，防止反流。

（6）尿管留置 >3d，应持续夹管，定时开放；长期留置应定期更换，普通导尿管 7~10d 更换，特殊类型导尿管按说明书更换。

（7）如需对尿标本进行微生物检测，应在导尿管侧面按无菌操作方法针刺抽取尿液；如其他目的尿标本检测应从集尿袋开口采集。

（8）不建议常规全身应用抗菌药物以预防尿路感染。

5. 留置导尿患者每日擦拭尿道口必须使用消毒剂吗？

国内研究表明，用生理盐水或消毒剂擦洗尿道口都会起到降低泌尿系统感染的作用，但是差异不显著，同时消毒剂对皮肤黏膜有刺激作用且影响会阴部pH；2014 年美国卫生保健流行病学会发布的《导尿管相关泌尿道感染预防策略》建议：采取常规卫生措施，无需用抗菌溶液清洗尿道口区域。

6. 对鼻饲患者应如何预防吸入性肺炎？

（1）长期卧床者若无禁忌证，在鼻饲时及鼻饲后2h 把床头抬高 35°~40°，防止反流和误吸。

（2）保持口腔卫生，降低口咽部细菌定植。

（3）增加置管长度。常规长度基础上增加 7~10cm，使胃管所有的侧孔都进入胃内。即胃管前端在胃体部或幽门处,则注入的食物不易反流。

(4) 采取正确的鼻饲方式方法。根据胃容量确定鼻饲量,适当减少鼻饲量、减慢注入速度并增加鼻饲次数。

(5) 做好患者及家属的心理护理和健康教育,使其配合医护人员工作。

7. 留置胃管多长时间更换?

到目前为止没有明确规定留置胃管的更换频次。临床应用过程中,应根据胃管材质以及患者病情而定。传统的橡胶胃管 7d 更换一次;硅胶胃管 4 周左右更换。其他材质可以参考说明书决定更换频次。

第四节　医疗废物与污水管理

一、医疗废物

1. 医疗废物有哪几类? 每一类分别包括哪些常见的医疗废物?

医疗废物共有 5 类,每一类及包括的医疗废物如下:

(1) 感染性废物:被患者血液、体液、排泄物污染的棉球、棉签、各种敷料、废弃的被服;使用后的一次性卫生用品、医疗用品及一次性医疗器械;传染病患者或疑似传染病患者产生的生活垃圾;病原体的培养基、标本和菌种、毒种保存液;各种废弃的医学标本;废弃的血液、血清等。

(2) 病理性废物:手术及其他诊疗过程中产生的废弃的人体组织、器官等。医学实验动物的组织、尸体。

(3) 损伤性废物:医用针头、缝合针;各类医用锐器,包括:解剖刀、手术刀、备皮刀、手术锯等;载玻片、玻璃试管、玻璃安瓿等。

(4) 药物性废物:废弃的一般性药品;废弃的细胞毒性药物和遗传毒性药物;废弃的疫苗、血液制品等(医疗卫生机构废弃的麻醉、精神、放射性等药品,应依照国家有关规定进行处理)。

(5) 化学性废物:医学影像室、实验室废弃的化学试剂;废弃的过氧乙酸、戊二醛等化学消毒剂;废弃的汞血压计、汞温度计。

2. 传染病患者或疑似传染病患者产生的生活垃圾和医疗废物应如何处理?

传染病患者或疑似传染病患者产生的生活垃圾作为感染性废物管理。

传染病患者或疑似传染病患者产生的包括生活垃圾在内的所有感染性废物和病理性废物应当使用双层包装袋包装,并及时密封。

3. 患者用过的一次性尿布应如何处理?

凡被患者血液、体液、排泄物污染的一次性尿布,应按照感染性废物处理。

4. 人工流产术后产生的胚胎组织应如何处理?

人工流产术后产生的人体胚胎组织属于病理性废物。病理性废物应当在医疗废物暂时贮存场所进行低温保存或在防腐条件下暂时贮存。

5. 废弃的麻醉药品、第一类精神药品应如何处理?

医疗机构对过期、损坏的麻醉药品、第一类精神药品进行销毁前,应当向所在地卫生行政部门提出申请,在卫生行政部门监督下进行销毁,并对销毁情况进行登记。卫生行政部门接到相关申请后,应当于5日内到场监督医疗机构的销毁行为。

6. 盛放医疗废物的包装袋或容器有什么要求?

包装袋的要求:颜色为淡黄,包装袋的醒目处应印制警示标志和警告语,警告语为"警告! 感染性废物";包装袋大小应适中,便于操作;在正常使用情况下,不应出现渗漏、破裂和穿孔。包装袋外观质量:表面基本平整、无皱褶、污迹和杂质,无划痕、气泡、缩孔、针孔以及其他缺陷;包装袋物理机械性能应符合相关要求。

利器盒的要求:颜色为淡黄,利器盒侧面醒目处应印制警示标志和警告语,警告语为"警告! 损伤性废物";整体为硬质材料制成,封闭且防刺穿,以保证在正常情况下,利器盒内盛装物不撒漏;利器盒一旦被封口,在不破坏的情况下无法被再次打开;满盛装量的利器盒从1.2m高处自由跌落至水泥地面,连续3次,不会出现破裂、被刺穿等情况。

周转箱(桶)的要求:颜色为淡黄,箱体侧面或桶身醒目处应印(喷)制警示标志和警告语;周转箱(桶)整体应防液体渗漏,应便于清洗和消毒;箱体与箱盖能牢固扣紧,扣紧后不分离;表面光滑平整,完整无裂损,边缘及提手无毛刺;箱底和顶部有配合牙槽,具有防滑功能。

警示标志的形式为直角菱形。带有警告语的警示标志的底色为包装袋或容器的背景色(淡黄色),边框和警告语的颜色均为黑色,长宽比为2∶1,其中宽度与警示标志的高度相同。警告语应与警示标志组合使用(图3-6)。

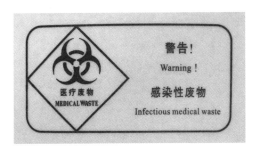

图3-6　带警示语的警示标志

7. 盛放医疗废物的容器或包装袋如何正确封口?

盛装的医疗废物达到容器或包装袋的 3/4 时,应当使用有效的封口方式,使容器或包装袋的封口紧实、严密。系上中文标签,标签应当标明医疗废物产生部门、产生日期、类别、备注等。利器盒封口时应旋转顶盖上的红色旋转盘直到完全锁定,一旦封口,禁止重新开启。包装袋建议可采用"鹅颈结"的方式封扎:将包装袋口扭转后对折,用封扎带套在袋口对折处的下部并用力拉紧,形成有效的密封(图 3-7)。

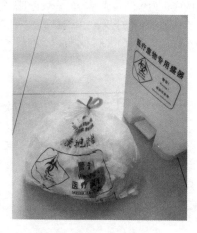

图 3-7　"鹅颈结"式封扎

8. 盛放医疗废物的包装物外若有污染或包装袋意外刺破,该如何处理?

包装物外表面被感染性废物污染时,应当对被污染处进行消毒处理或增加一层包装。包装袋意外刺破时,应立即增加一层包装。

9. 医疗卫生机构应如何设置医疗废物分类收集点?

(1) 医疗废物产生较多的门、急诊应在各自的门、急诊单独设置分类收集点;医疗废物产生较少的门、急诊,可按照近距离原则,同层楼面合并设置分类收集点;传染病门诊在各自的门诊单独设置分类收集点。

(2) 检验科、放射科、手术室等医技部门应当单独设置分类收集点;医疗废物产生较少的其他科室可按照近距离原则,同层楼面合并设置分类收集点。

(3) 同层楼面的普通病房按病区为单位设置分类收集点。

(4) 卫生所、卫生服务站等医疗卫生机构的分类收集点可与医疗废物暂时贮存场所合并设置,但应符合相关的要求。

10. 医疗卫生机构设置的医疗废物分类收集点应符合什么要求?

(1) 相对独立,设有相应的分隔设施且易于管理。

(2) 方便医疗废物的收集、转运。

（3）有标明医疗废物分类收集方法的示意图和有关的文字说明。

（4）放置医疗废物分类收集包装的盛器应当为脚踏开启的封闭硬质盛器。

11. 医疗废物的转运工具有什么要求？

医疗废物应使用专用的转运工具（包括运送车和硬质容器）。转运工具应当防渗漏、防遗撒、无锐利边角、易于装卸和清洁，外表面需印/喷制医疗废物警示标识和文字说明。

12. 与医疗废物管理相关物品及环境的消毒方法是什么？

（1）运送车辆、周转箱（桶）、贮存设施及其他有关物品的表面消毒：含有效氯 1 000~2 000mg/L 消毒液喷洒、喷雾或擦拭，作用 60min 后洗净。

（2）地面消毒：含有效氯 1 000~2 000mg/L 消毒液喷洒或拖地。

（3）防护用品消毒：耐热的用品可使用流通蒸汽消毒 20~30min 或用压力蒸汽 121℃作用 20~30min，耐湿的用品（包括防护眼镜）用含有效氯 1 000mg/L 消毒液浸泡 30min 后冲净，干燥保存备用。

13. 如何正确转运医疗废物？

医疗废物转运人员每天从医疗废物产生地点将分类包装的医疗废物按照规定的时间和路线转运至指定的暂时贮存地点。转运路线应以人流、物流最少或较偏僻为原则,转运时间应避开诊疗高峰时段。转运过程中转运者不得离开转运车。转运前应当检查包装物或容器的标识、标签和封口是否符合要求,不得将不符合要求的医疗废物转运至暂时贮存地点;转运过程中应防止包装物或容器破损和医疗废物的流失、泄漏和扩散,并防止医疗废物直接接触身体;转运结束后应及时对转运工具进行消毒和清洗。

14. 医疗废物处置人员在处置医疗废物时如何做好自身防护?

(1) 应穿戴工作衣、帽、靴、口罩、手套等防护用品,进行近距离操作或可能有液体溅出时应佩戴护目镜,避免医疗废物直接接触身体。

(2) 每次作业结束后应及时按规定对污染防护用品和手进行清洗和消毒。

(3) 防护用品有破损时应及时予以更换。

(4) 当防护用品在操作中被感染性废物污染时,应及时对污染处进行消毒处理。

15. 医疗废物交接登记内容包括哪些? 登记资料需要保存多久?

医疗废物交接登记包括以下两个部分:

(1) 医疗废物产生科室和医疗废物专职管理人员的交接:登记内容包括医疗废物的来源、种类、重量或数量、交接时间、最终去向以及经办人签名等项目。

登记资料保存 3 年。

（2）医疗卫生机构和医疗废物集中处置单位的交接：登记内容为专用的《危险废物转移联单》（医疗废物专用），包括医疗废物来源、种类、重量或数量、交接时间、处置方法、最终去向以及经办人签名等情况，资料保存不少于 3 年。

16. 医疗废物暂存场地有哪些要求？

（1）远离医疗区、食品加工区、人员活动区和生活垃圾存放场所，便于医疗废物运送人员及运送工具、车辆的出入。

（2）有严密的封闭措施，设专 / 兼职人员管理，防止非工作人员接触医疗废物。

（3）有防鼠、防蚊蝇、防蟑螂的安全措施。

（4）防止渗漏和雨水冲刷。

（5）易于清洁和消毒。

（6）避免阳光直射。

（7）设有明显的医疗废物警示标识和"禁止吸烟、饮食"的警示标识（图 3-8）。

（8）暂时贮存病理性废物，应当具备低温贮存或防腐条件。

（9）每次在医疗废物清运之后应对暂存场所进行消毒冲洗。

不设住院病床的医疗卫生机构，如门诊部、诊所等，当难以设置独立的医疗废物暂时贮存场所时，

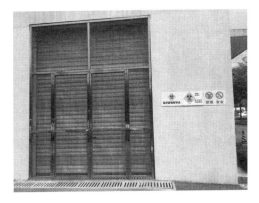

图 3-8　设置警示标识的医疗废物暂存场地

应设立专门的医疗废物暂时贮存柜,并应满足下述要求:

1)医疗废物暂时贮存柜必须与生活垃圾存放地分开,并有防雨淋、防扬撒措施,同时符合消防安全要求。

2)将分类包装的医疗废物盛放在周转箱内后,置于专用暂时贮存柜中。柜应密闭并采取安全措施,如加锁和固定装置,做到无关人员不可移动,外部应设置专用的医疗废物警示标识。

3)可用冷藏柜作为医疗废物专用暂时贮存柜;也可用金属或硬制塑料制作,具有一定的强度,防渗漏。

4) 医疗废物暂时贮存柜应每天消毒一次。

17. 医疗废物在医疗卫生机构暂时贮存的最长时限是多久?

2d。

18. 医疗卫生机构发生医疗废物流失、泄漏或扩散时,应如何处理?

(1) 确定流失、泄漏、扩散的医疗废物的类别、数量、发生时间、影响范围和严重程度。

(2) 组织有关人员尽快按照应急预案,对发生医疗废物泄漏、扩散的现场进行处理。

(3) 对被医疗废物污染的区域进行处理时,应当尽可能减少对病人、医务人员、其他现场人员及环境的影响。

(4) 采取适当的安全处置措施,对泄漏物及受污染的区域、物品进行消毒或其他无害化处置,必要时封锁污染区域,以防扩大污染。

(5) 对感染性废物污染区域进行消毒时,消毒工作应从污染最轻区域向污染最严重区域,对可能被污染的使用过的所有工具也应进行消毒。

(6) 工作人员在工作时应做好个人防护。

处理工作结束后,医疗卫生机构应对事件的起因进行调查,并采取有效的防范措施预防类似事件的发生。

二、污水处理

1. 什么是医疗机构污水?

污水是指医疗机构门诊、病房、手术室、各类检验室、病理解剖室、放射室、洗衣房、太平间等排出的诊疗、生活和粪便的污水。当医疗机构其他的污水与上述污水混合排出时一律视为医疗机构污水。

2. 医疗机构污水检测哪些内容?

检测对外排放的医院污水中消毒剂的残留量和粪大肠菌群、肠道致病菌,以评估其无害化处理效果,判定是否达标排放。

3. 医院污水处理工程设计应遵循的原则是什么?

全程控制,减量化原则;分类收集,分质处理,就地达标原则;风险控制,无害化原则。

4. 医疗机构污水监测多长时间一次?

粪大肠菌群数量每月监测不得少于 1 次。采用含氯消毒剂消毒时,接触池口总余氯每日监测不得少于 2 次(采用间歇式消毒处理,每次排放前监测)。肠道致病菌主要监测沙门氏菌和志贺氏菌。沙门氏菌的监测,每季度不少于 1 次;志贺氏菌的监测,每年不少于 2 次。结核病医疗机构根据需要监测结核杆菌。pH 每日监测不少于 2 次,化学需氧量(COD)和悬浮物(SS)每周监测不少于 1 次。

5. 未配备污水处理设施的社区卫生服务站点，哪些科室产生的污水需要消毒后排放？排放标准是多少？

未配备污水处理设施的社区卫生服务站点的换药室、检验室等处排出的污水，应就地进行消毒，达到国家规定的排放标准后方可排放。采用含氯消毒剂进行消毒的医疗机构污水，若直接排入地表水体或海域，应进行脱氯处理，使总余氯小于 0.5mg/L。

6. 医院污水常用的消毒方法有哪些？

医院污水消毒是医院污水处理的重要工艺过程，其目的是杀灭污水中的各种致病菌和病毒。医院污水消毒可采用的消毒方法有液氯消毒、二氧化氯消毒、次氯酸钠消毒、臭氧消毒和紫外线消毒。

第五节　医用织物洗涤消毒规范

1. 什么是医用织物？

医院内可重复使用的纺织品，包括患者使用的衣物、床单、被罩、枕套；工作人员使用的工作服、帽；手术衣、手术铺单；病床隔帘、窗帘以及环境清洁使用的布巾、地巾等。

2. 什么是感染性织物？

医院内被隔离的感染性疾病（包括传染病、多重耐药菌感染／定植）患者使用后，或被患者血液、体液、分泌物（不包括汗液）和排泄物等污染,具有潜在生物污染风险的医用织物。

3. 什么是脏污织物?

医院内除感染性织物外的其他所有使用后的医用织物。

4. 什么是织物周转库房?

选择社会化洗涤服务机构的医院所设置的,洁污分开,用于接收使用后医用织物和发放洗涤消毒后医用织物的场所。

5. 洗衣房的医院管理要求是什么?

（1）应明确负责洗衣房管理工作的职能部门。

（2）应将洗衣房医用织物洗涤消毒工作纳入医院质量管理,制定和完善洗衣房医院感染管理和医用织物洗涤消毒的各项规章制度并认真落实。

（3）应建立医用织物洗涤消毒工作流程、分类收集、洗涤消毒、卫生质量监测检查、清洁织物储存管理、安全操作、设备与环境卫生保洁以及从业人员岗位职责、职业防护等制度。

（4）应有专人从事医用织物洗涤消毒工作,从业人员数量应满足工作需要。

（5）应对工作人员进行岗前培训,使其熟练掌握洗涤、消毒技能;并了解洗涤和烘干等相关设备、设施及消毒隔离与感染控制基础知识、常用消毒剂使用方法等。

（6）应有质量管理负责人和专/兼职质检员，负责开展各工序的自检、抽检工作。

（7）污染废物处置与管理应符合《医疗废物管理条例》《医疗卫生机构医疗废物管理办法》的规定。

6. 洗衣房的建筑布局要求是什么？

（1）应设有办公区域（包括办公室、卫生间等）和工作区域。

（2）应独立设置，远离诊疗区域；周围环境卫生、整洁。

（3）应设有工作人员、医用织物接收与发放的专用通道。

（4）工作流程应由污到洁，不交叉、不逆行。

（5）分别设有污染区和清洁区，两区之间应有完全隔离屏障。清洁区内可设置部分隔离屏障。

（6）污染区应设医用织物接收与分拣间、洗涤消毒间、污车存放处和更衣/缓冲间等；清洁区应设烘干间、熨烫、修补、折叠间，储存与发放间、洁车存放处及更衣/缓冲间等。

（7）有条件的可在清洁区内设置质检室。

（8）各区域及功能用房标识明确，通风、采光良好。

（9）污染区和各更衣/缓冲间设洗手设施，宜采用非手触式水龙头开关。

（10）污染区应安装空气消毒设施。

（11）清洁区应清洁干燥。

（12）室内地面、墙面和工作台面应坚固平整、不起尘，便于清洁，装饰材料防水、耐腐蚀。

（13）排水设施完善；有防蝇、防鼠等有害生物防制设施。

7. 织物周转库房布局要求是什么？

（1）选择社会化洗涤服务机构的医院应设置织物周转库房。

（2）应分别设有不交叉、相对独立的使用后医用织物接收区域和清洁织物储存发放区域，标识明确。

（3）室内应通风、干燥、清洁；地面、墙面应平整；有防尘、防蝇、防鼠等设施。

8. 医用织物洗涤消毒工作流程是怎样的？

在对使用后的医用织物实施收集、分拣、洗涤消毒、整理、储存时应由污到洁，顺利通过，不应逆行；洗涤消毒工作流程（图 3-9）。

9. 洗衣房人员防护要求是什么？

（1）在污染区和清洁区穿戴的个人防护用品不应交叉使用。

（2）在污染区应遵循"标准预防"的原则，按照 WS/T 311-2009《医院隔离技术规范》的隔离要求，穿戴工作服包括衣裤、帽、口罩、手套、防水围裙和胶鞋，并按 WS/T 313-2009《医务人员手卫生规范》要求进行手卫生。

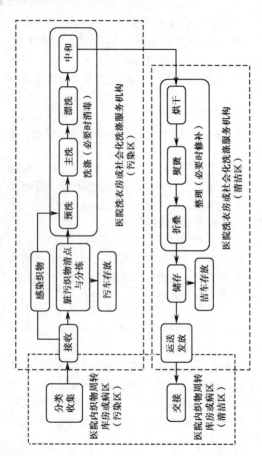

图 3-9　医用织物洗涤消毒工作流程

（3）在污染区根据实际工作需要可选穿隔离衣。

（4）在清洁区应穿工作服、工作鞋，并保持手卫生。

（5）在清洁区可根据实际工作需要戴帽子和手套。

10. 洗衣房环境的消毒与杀虫要求是什么？

（1）每天工作结束后应对污染区的地面与台面采用有效消毒剂进行拖洗 / 擦拭，消毒方法参照 WS/T 367-2012《医疗机构消毒技术规范》执行；清洁区的地面、台面、墙面应每天保洁。

（2）污染区室内机械通风的换气次数宜达到 10 次 /h，最小新风量宜不小于 2 次 /h；必要时进行空气消毒，消毒方法参照 WS/T 368-2012《医院空气净化管理规范》执行。

（3）工作区域的物体表面和地面有明显血液、体液或分泌物等污染时，应及时用吸湿材料去除可见的污染物，再清洁和消毒，消毒方法参照 WS/T 367-2012《医疗机构消毒技术规范》执行。

（4）当工作环境受到明确传染病病原体污染时，应选用有效消毒剂对环境空气和物体表面进行终末消毒，消毒方法与要求参照 GB 19193-2015《疫源地消毒总则》执行。

（5）每半年对工作人员手、物体表面进行 1 次卫生学抽检，符合 GB 15982-2012《医院消毒卫生标准》

Ⅲ类环境规定。

(6) 当发现有疥疮患者使用过的医用织物或医用织物上有蛾、虱、蚤等体外寄生虫时，除对其医用织物采用煮沸或蒸汽(100℃,时间≥15min)等方法杀灭外，应对污染环境及时选用拟除虫菊酯、氨基甲酸酯或有机磷类杀虫剂，采取喷雾方法进行杀虫，具体方法应遵循产品的使用说明。

11. 选择社会化洗涤服务机构的要求是什么?

(1) 应对其资质(包括工商营业执照,并符合商务、环保等有关部门管理规定)、管理制度(含突发事件的应急预案)及医用织物运送、洗涤消毒操作流程等进行审核。

(2) 对社会化洗涤服务机构进行风险评估,签订协议书,明确双方的职责。风险评估主要包括下列内容:识别可能存在的生物污染风险,如与感染性织物混洗等;确立、评估与生物污染风险相关的关键控制点,如医用织物分类收集、运送、洗涤(温度与时间)环节和相关洗涤设备、人员、环境,以及清洁织物质量标准等;对生物污染风险识别和控制过程中存在的问题进行反馈,并提出可持续改进措施。

(3) 应与社会化洗涤服务机构建立医用织物交接与质量验收制度。

(4) 社会化洗涤服务机构宜装备隧道式洗涤机组。

12. 医用织物分类收集要求是什么?

(1) 脏污织物和感染性织物应分类收集,收集时应减少抖动。

(2) 确认的感染性织物应在患者床边密闭收集。

(3) 盛装感染性织物的收集袋(箱)宜为橘红色,有"感染性织物"标识;有条件的医院可使用专用水溶性包装袋。

(4) 专用水溶性包装袋的装载量不应超过包装袋的 2/3,并应在洗涤、消毒前持续保持密封状态。

(5) 脏污织物宜采用可重复使用的专用布袋或包装箱(桶)收集,也可用一次性专用塑料包装袋盛装;其包装袋和包装箱应有文字或颜色标识。

(6) 盛装使用后医用织物的包装袋应扎带封口,包装箱(桶)应加盖密闭。

(7) 用于盛装使用后医用织物的专用布袋和包装箱(桶)应"一用一清洗一消毒";医用织物周转库房或病区暂存场所内使用的专用存放容器应至少 1 周清洗一次,如遇污染应随时进行消毒处理,消毒方法参照 WS/T 367-2012《医疗机构消毒技术规范》执行。使用后的一次性专用塑料包装袋应按医疗废物处理。

13. 医用织物储存要求是什么?

(1) 使用后医用织物和清洁织物应分别存放于使用后医用织物接收区和清洁织物储存发放区的专用盛装容器、柜架内,并有明显标识;清洁织物存放架或柜应距地面高度 20~25cm,离墙 5~10cm,距天花板≥50cm。

(2) 使用后医用织物的暂存时间不应超过 48h;清洁织物存放时间过久,如发现有污渍、异味等感官问题应重新洗涤。

(3) 使用后医用织物每次移交后,应对其接收区(间)环境表面、地面进行清洁,并根据工作需要进行物表、空气消毒。

(4) 清洁织物储存发放区环境受到污染时应进行清洁、消毒。

14. 医用织物运送要求是什么?

(1) 医院洗衣房应分别配置运送使用后医用织物和清洁织物的专用运输工具,不应交叉使用。专用运输工具应根据污染情况定期清洗消毒;运输工具在运送感染性织物后应"一用一清洗一消毒",消毒方法参照 WS/T 367-2012《医疗机构消毒技术规范》执行。

(2) 社会化洗涤服务机构应分别配置运送使用后医用织物和清洁织物的专用车辆和容器,采取封闭方式运送,不应与非医用织物混装混运;对运送车辆和容器的清洗消毒参照 WS/T367-2012《医疗机构消毒技术规范》执行。

15. 脏污织物洗涤、消毒的原则与方法是什么?

(1) 应遵循先洗涤后消毒原则。

(2) 根据医用织物使用对象和污渍性质、程度不同,应分机或分批洗涤、消毒。

（3）新生儿、婴儿的医用织物应专机洗涤、消毒,不应与其他医用织物混洗。

（4）手术室的医用织物(如手术衣、手术铺单等)宜单独洗涤。

（5）布巾、地巾宜单独洗涤、消毒。

（6）宜选择热洗涤方法,可不做化学消毒处理。

（7）若选择化学消毒,消毒方法应按消毒剂使用说明书和 WS/T367-2012《医疗机构消毒技术规范》执行。

16. 感染性织物洗涤、消毒的原则与方法是什么?

（1）不宜手工洗涤。宜采用专机洗涤、消毒,首选热洗涤方法;有条件的宜使用卫生隔离式洗涤设备。

（2）机械洗涤消毒时可采用洗涤与消毒同时进行的程序。

（3）采用水溶性包装袋盛装感染性织物的,应在密闭状态下直接投入洗涤设备内。

（4）对不耐热的感染性织物宜在预洗环节同时进行消毒处理。

（5）被朊病毒、气性坏疽、突发不明原因传染病的病原体或其他有明确规定的传染病病原体污染的感染性织物,以及多重耐药菌感染或定植患者使用后的感染性织物,若需重复使用应先消毒后洗涤。

（6）感染性织物的洗涤消毒还应符合脏污织物洗涤消毒的要求。

17. 清洁织物表面采样方法是什么？

（1）对衣物等清洁织物样品采样时，可在洗涤消毒等工序完成后于规定的储存时间内采样，送检时间不应超过 4h；若样品保存于 0~4℃时，送检时间不应超过 24h。

（2）衣物等清洁织物表面的采样方法：随机抽取衣物等清洁织物，将衣物等内侧面对折并使内侧面和外侧面同时暴露，用 5cm×5cm 灭菌规格板放在其两面暴露部位的中央或上下两部 25cm^2 的面积范围内，用 1 个浸湿无菌采样液（0.03mol/L 磷酸盐缓冲液或生理盐水）的棉拭子在规格板内横竖往返各涂擦 5 次，涂擦过程中同时转动棉拭子，连续采样 4 个规格板面积（各采样点不应重复采取），共采集 100cm^2，用灭菌剪刀剪去或折断棉签上手接触的部分，将棉拭子放入 10ml 采样液管内送检。若进行金黄色葡萄球菌检测，需按上述方法另采集 10ml 样液，采样面积≥100cm^2。

18. 清洁织物卫生质量要求是什么？

（1）指标要求

感官指标：清洁织物外观应整洁、干燥，无异味、异物、破损。

物理指标：按 SB/T 10989 要求，清洁织物表面的

pH 应达到 6.5~7.5。

微生物指标:清洁织物微生物指标应符合表 3-1 的要求。

表 3-1　清洁织物微生物指标

项目	指标
细菌菌落总数 （cfu/100cm²）	≤200
大肠菌群	不得检出
金黄色葡萄球菌	不得检出

(2) 检测要求:清洁织物洗涤质量的感官指标应每批次进行检查。pH 应根据工作需要进行测定。根据工作需要或怀疑医院感染暴发与医用织物有关时,应进行菌落总数和相关指标菌检测。

19. 医用织物资料管理与保存要求是什么?

(1) 洗衣房的各项规章制度、风险责任协议书、微生物监测报告,以及所用消毒剂、消毒器械的有效证明(复印件)等资料应建档备查,及时更新。

(2) 使用后医用织物和清洁织物收集、交接时,应有记录单据,记录内容应包括医用织物的名称、数量、外观、洗涤消毒方式、交接时间等信息,并有质检员和交接人员签字;记录单据应一式三联。

(3) 从事医用织物洗涤服务的社会化洗涤服务机

构还应有单位名称、交接人与联系方式并加盖公章，供双方存查、追溯。日常质检记录、交接记录应具有可追溯性，记录的保存期应≥6个月。

第六节　医院感染监测

1. 医院感染监测的定义是什么？

医院感染监测是指长期、系统、连续地收集、分析医院感染在一定人群中的发生、分布及其影响因素，并将监测结果报送和反馈给相关部门和科室，为医院感染的预防、控制和管理提供科学依据。

2. 医院感染监测有哪些主要内容？其相应的监测频率是多少？

医院感染监测主要包括医院感染发病率监测、住院患者抗菌药物使用监测、消毒灭菌效果及环境卫生学监测。监测频率如下：

（1）医院感染发病率：是指住院患者中发生医院感染新发病例的比例。一般指月发病率和年发病率。社区卫生服务医院感染发病率应≤7%。

（2）住院患者抗菌药物使用率：出院患者中使用抗菌药物（全身给药）患者数占同期住院患者总数比例。通常不包括抗寄生虫药物、抗病毒药物、抗结核药物和局部使用抗菌药物等，每月统计一次。住院患者抗菌药物使用率应≤60%。

（3）消毒灭菌效果和环境卫生学监测

1）使用中消毒剂、灭菌剂监测。

a. 生物监测：消毒剂每季度一次；灭菌剂每月一次。

b. 化学监测：含氯消毒剂、过氧乙酸等易挥发产品每日监测；戊二醛监测每周不少于一次，内镜室每日监测 1 次。

c. 内镜室使用中的消毒剂或灭菌剂遵循产品说明书，一次性使用的消毒剂或灭菌剂应每批次进行浓度监测；重复使用的消毒或灭菌剂配制后应测定一次浓度，每次使用前浓度监测；消毒内镜数量达到规定数量的一半后，应在每条内镜消毒前进行测定。

2）压力蒸汽灭菌监测

a. 物理监测：每锅进行，并详细记录灭菌温度、压力和时间等。

b. 化学监测：每包进行，手术包还需进行中心部位的化学监测。

c. 生物监测：每周进行，对新灭菌器使用前或拟采用新包装容器、摆放方式、排气方式及特殊灭菌工艺，都必须进行生物监测，合格后才能采用。

d. B-D 试验：预真空压力蒸汽灭菌器每天灭菌前进行。

e. 灭菌器新安装、位移和大修后的监测：所有灭菌器应进行物理监测、化学检测和生物监测。物理监测、化学监测通过后,生物监测应空载连续监测 3 次,合格后灭菌器方可使用。小型压力蒸汽灭菌器:生物监测应满载连续 3 次,合格后灭菌器方可使用。预真空(脉动真空)压力蒸汽灭菌器应进行 B-D 测试并重复 3 次,连续监测合格后,方可使用。

3)清洗、消毒物品质量监测:每月应至少随机抽查 3~5 件待灭菌包内全部物品的清洗质量,检查的内容同日常监测,并记录监测结果。消毒后直接使用物品应每季度进行监测,监测方法及监测结果应符合 GB 15982-2012《医院消毒卫生标准》的要求,每次检测 3~5 件有代表性的物品。

4)环境卫生学监测:对于感染高风险科室,每季度应对其空气、物体表面、医务人员手和使用中消毒液进行监测;怀疑医院感染暴发或疑似暴发与医院环境有关时,应进行目标微生物检测。判断标准参考 GB 15982-2012《医院消毒卫生标准》:Ⅱ类环境空气监测的细菌菌落总数应≤4cfu/(15min·平皿),Ⅲ类、Ⅳ类环境空气监测的细菌菌落总数应≤4cfu/(15min·平皿),空气中不得检出金黄色葡萄球菌和溶血性链球菌。物体表面不得检出致病菌。医务人员卫生手消毒后细菌菌落总数应≤10cfu/cm²,医务人员手和黏膜不得检出金黄色葡萄球菌和大肠埃希菌。使用中灭菌用消毒液应无菌生长;使用中皮肤黏膜消毒液染菌量≤10cfu/ml,其他使用中消毒液染菌量≤100cfu/ml。

致病性微生物不得检出。

3. 疑似医院感染暴发时,如何进行环境卫生学监测?

怀疑医院感染暴发与空气、物体表面、医务人员手、消毒剂等污染有关时,应对空气、物体表面、医务人员手、消毒剂等进行监测,同时也包括水质、医用织物等目标微生物进行监测。

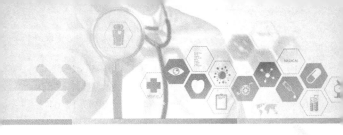

参考文献

[1] 中华人民共和国卫生部.中华人民共和国卫生部令(第48号)——医院感染管理办法.(2006-07-06)[2006-09-01]. http://www.nhc.gov.cn/fzs/s3576/200804/29720ef16e5542d4883feffabb89c5b5.shtml.

[2] 卫生部办公厅.关于印发医院感染诊断标准(试行)的通知.[2001-11-07].http://www.nhc.gov.cn/yzygj/s3593/200804/e19e4448378643a09913ccf2a055c79d.shtml.

[3] 中华人民共和国国家卫生和计划生育委员会.医院感染暴发控制指南:WS/T 524-2016.(2016-08-02)[2017-01-15]. http://www.nhc.gov.cn/ewebeditor/

uploadfile/2016/09/20160913093310393.pdf.

［4］中华人民共和国卫生部.医院隔离技术规范：WS/T 311-2009.(2009-04-01)［2009-12-01］.http://www.nhc.gov.cn/cmsresources/mohyzs/cmsrsdocument/doc5841.pdf.

［5］中华人民共和国卫生部,国家中医药管理局.关于印发《医院感染暴发报告及处置管理规范》的通知.(2009-07-24)［2009-10-01］.http://www.nhc.gov.cn/yzygj/s3585/200907/26cb84859f864f2ba6fbb4cd922d2594.shtml.

［6］中华人民共和国卫生部.医务人员手卫生规范：WS/T313-2009.(2009-04-01)［2009-12-01］.http://www.nhc.gov.cn/cmsresources/mohyzs/cmsrsdocument/doc5839.pdf.

［7］中华人民共和国卫生部,中国国家标准化管理委员会.手消毒剂卫生要求：GB 27950-2011.(2011-12-30)［2012-05-01］.http://www.nhc.gov.cn/wjw/s9488/201207/55360/files/76b2ecb50ed04d71a47c7d858f844140.pdf.

［8］中华人民共和国卫生部.医疗机构消毒技术规范：WS/T 367-2012.(2012-04-05)［2012-08-01］.http://www.nhc.gov.cn/wjw/s9496/201204/54510/files/2c7560199b9d42d7b4fce28eed1b7be0.PDF.

［9］国家卫生计生委医院管理研究所,医院感染质
　　量管理与控制中心.医院感染管理文件汇编
　　(1986-2015).北京:人民卫生出版社,2015:125,
　　294.

［10］国家卫生计生委办公厅.国家卫生计生委办公
　　厅关于印发基层医疗机构医院感染管理基本要
　　求的通知.［2013-12-31］.http://www.nhc.gov.cn/
　　yzygj/s3585/201312/0283f92d9c424a86b2ca6f625
　　503b044.shtml.

［11］胡必杰,郭燕红,高光明,等.医院感染预防与
　　控制标准操作规程(参考版)［M］.上海:上海
　　科学技术出版社,2010:90,91,101-108,228.

［12］中华人民共和国国家卫生和计划生育委员
　　会.医疗机构环境表面清洁与消毒管理规
　　范:WS/T 512-2016.(2016-12-27)［2017-06-
　　01］.http://www.nhc.gov.cn/ewebeditor/uploadfi
　　le/2017/01/20170105092341798.pdf.

［13］中华人民共和国卫生部,中国国家标准化管理
　　委员会.普通物体表面消毒剂的卫生要求:GB
　　27952-2011.(2011-12-30)［2012-05-01］.http://
　　www.nhc.gov.cn/wjw/s9488/201207/55362/files/fe2
　　ca62630534c8a957a4cc500af6db8.pdf.

［14］中华人民共和国国家卫生和计划生育委员
　　会.重症监护病房医院感染预防与控制规

范:WS/T 509-2016.(2016-12-27)[2017-06-01].http://www.nhc.gov.cn/ewebeditor/uploadfile/2017/01/20170105092109549.pdf.

[15] 中华人民共和国国家卫生和计划生育委员会.病区医院感染管理规范:WS/T510-2016.(2016-12-27)[2017-06-01].http://www.nhc.gov.cn/ewebeditor/uploadfile/2017/01/20170105092142840.pdf.

[16] 中华人民共和国卫生部.卫生部关于印发《医务人员艾滋病病毒职业暴露防护工作指导原则(试行)》的通知.(2004-06-01)[2004-06-07].http://www.nhc.gov.cn/yzygj/s3593/200804/156e55df4e4b47f9973d7cb4bb47f76f.shtml.

[17] 中华人民共和国卫生部.血源性病原体职业接触防护导则:GBZ/T 213-2008.(2009-03-02)[2009-09-01].http://www.nhc.gov.cn/wjw/pyl/200909/42930.shtml.

[18] 中华人民共和国卫生部.卫生部关于印发《医院手术部(室)管理规范(试行)》的通知.(2009-09-18)[2009-10-01].http://www.nhc.gov.cn/wjw/gfxwj/201304/243be046b42d4c5a8a1b94eeb73b409b.shtml.

[19] 中华人民共和国住房和城乡建设部.住房城乡建设部关于发布国家标准《综合医院建筑

设计规范》的公告.〔2014-12-02〕.http://www.mohurd.gov.cn/wjfb/201508/t20150830_224354.html.

[20] 中华人民共和国住房和城乡建设部.住房城乡建设部关于发布国家标准《医院洁净手术部建筑技术规范》的公告.〔2013-11-29〕.http://www.mohurd.gov.cn/wjfb/201509/t20150915_224896.html.

[21] 中华人民共和国国家卫生和计划生育委员会.口腔器械消毒灭菌技术操作规范:WS 506-2016.(2016-12-27)〔2017-06-01〕.http://www.nhc.gov.cn/ewebeditor/uploadfile/2017/01/20170105090745731.pdf.

[22] 中华人民共和国卫生部.卫生部关于印发《医疗机构口腔诊疗器械消毒技术操作规范》的通知.(2005-03-03)〔2005-05-01〕.http://www.nhc.gov.cn/yzygj/s3576/200804/1e3b43d1a3d442eb8457cddec01658c4.shtml.

[23] 中华人民共和国国家卫生和计划生育委员会.国家卫生计生委关于印发安宁疗护中心基本标准和管理规范(试行)的通知〔2017-01-25〕.http://www.nhc.gov.cn/yzygj/s3593/201702/2f50fdc62fa84cdd9d9a09d5162a661f.shtml.

[24] 卫生部办公厅.卫生部办公厅关于加强多重

耐药菌医院感染控制工作的通知.[2008-06-27].http://www.nhc.gov.cn/yzygj/s3593/200807/7858200369d349b38961902ad5b37778.shtml.

[25] 胡必杰,刘荣辉,陈文森,等.SIFIC医院感染预防与控制临床实践指引(2013年版).上海:上海科学技术出版社,2003:78-84.

[26] 胡必杰,刘荣辉,刘滨,等.SIFIC医院感染预防与控制操作图解.上海:上海科学技术出版社,2015:180.

[27] 尚红,王毓三,申子瑜,等.全国临床检验操作规程.4版.北京:人民卫生出版社,2015:629-631.

[28] 中华人民共和国国家卫生和计划生育委员会.医院消毒供应中心:第1部分管理规范:WS 310.1-2016.(2016-12-27)[2017-06-01].http://www.nhc.gov.cn/ewebeditor/uploadfile/2017/01/20170105090443523.pdf.

[29] 中华人民共和国国家卫生和计划生育委员会.医院消毒供应中心:第2部分清洗消毒及灭菌技术操作规范:WS 310.2-2016.(2016-12-27)[2017-06-01].http://www.nhc.gov.cn/ewebeditor/uploadfile/2017/01/20170105090606684.pdf.

[30] 中华人民共和国国家卫生和计划生育委员会.医院消毒供应中心:第3部分清洗消毒及灭

菌效果监测标准：WS 310.3-2016.(2016-12-27)
〔2017-06-01〕.http://www.nhc.gov.cn/ewebeditor/
uploadfile/2017/01/20170105090648964.pdf.

〔31〕中华人民共和国国家卫生和计划生育委员
会.尿路感染临床微生物实验室诊断:WS/
T 489-2016.(2016-07-07)〔2016-12-15〕.http://
www.nhc.gov.cn/ewebeditor/uploadfile/2016/07/
20160719105928318.pdf.

〔32〕中华人民共和国国家卫生和计划生育委员
会.细菌性腹泻临床实验室诊断操作指南:
WS/T 498-2017.(2017-01-15)〔2017-07-01〕.
http://www.nhc.gov.cn/ewebeditor/uploadfile/
2017/02/20170209182821983.pdf.

〔33〕中华人民共和国国家卫生和计划生育委员会.卫
生湿巾卫生要求:WS 575-2017.(2017-09-10)〔2018-
03-01〕.http://www.nhc.gov.cn/ewebeditor/uploadfile/
2017/09/20170922161932333.pdf.

〔34〕中华人民共和国卫生部.医疗机构传染病预检
分诊管理办法.〔2005-02-28〕.http://www.nhc.
gov.cn/fzs/s3576/201808/8851566b12454d5e9c6d
d41d782b1c37.shtml.

〔35〕中华人民共和国国家卫生和计划生育委员会办
公厅.国家卫生计生委办公厅关于印发预防接
种工作规范的通知.〔2016-12-06〕.http://www.

nhc.gov.cn/jkj/s3581/201701/8033406a995d460f8
94cb4c0331cb400.shtml.

[36] 中华人民共和国国家卫生和计划生育委员会疾
病预防控制局.手足口病预防控制指南.[2008-
05-02].http://www.nhc.gov.cn/jkj/s3577/200805/
e73df45b7b1549188b1d4e1efd604da9.shtml.

[37] 中国疾病预防控制中心传染病预防控制处.诺如
病毒感染暴发调查和预防控制技术指南.[2015-
11-17].http://www.nhc.gov.cn/ewebeditor/uploadfile/
2015/11/20151126145222809.pdf.

[38] 上海市质量技术监督局.上海市质量技术监督
局关于发布上海市地方标准《家庭病床服务规
范》的通知.(2010-06-23)[2010-10-01].http://www.
shzj.gov.cn/art/2010/6/23/art_23541_109.html.

[39] 卫生部办公厅.卫生部办公厅关于印发《甲型
H1N1 流感医院感染控制技术指南(试行)》的通
知.[2009-05-13].http://www.nhc.gov.cn/yzygj/
s3585/200905/83f9d87498bd4dbca0bebb6301be4
c1e.shtml.

[40] 国家中医药管理局办公室,国家卫生计生委办
公厅.国家中医药管理局办公室、国家卫生计
生委办公厅关于印发中医医疗技术相关性感染
预防与控制指南(试行)的通知.[2017-07-03].
http://www.tcm.gov.cn/yzgl/1350.htm.

［41］国家药品监督管理局.一次性使用无菌医疗器械监督管理办法(第24号).［2000-10-13］. http://www.nhc.gov.cn/wjw/bmgz/201105/2b13f3abbc4a41888a89648ae67f9093.shtml.

［42］中华人民共和国国家卫生和计划生育委员会.临床实验室生物安全指南:WS/T 442-2014.(2014-07-03)［2014-12-15］. http://www.nhc.gov.cn/wjw/s9492/201407/e3bfedb945e44cdf92abcc0811dbae9d.shtml.

［43］中华人民共和国国家卫生和计划生育委员会.静脉治疗护理技术操作规范:WS/T 433—2013.(2013-11-14)［2014-05-01］. http://www.nhc.gov.cn/ewebeditor/uploadfile/2014/12/20141212142815390.PDF.

［44］中华人民共和国国家卫生和计划生育委员会.重症监护病房医院感染预防与控制规范:WS 509-2016.(2016-12-27)［2017-06-01］. http://www.nhc.gov.cn/ewebeditor/uploadfile/2017/01/20170105092109549.pdf.

［45］中华人民共和国国家卫生和计划生育委员会.医疗机构内通用医疗服务场所的命名:WS/T 527-2016.(2016-11-30)［2017-11-01］. http://www.nhc.gov.cn/ewebeditor/uploadfile/2016/12/20161213154550681.pdf.

[46] 中华人民共和国国家质量监督检验检疫总局,中国国家标准化管理委员会.疫源地消毒总则:GB 19193-2015.(2015-06-02)[2016-01-01].http://www.nhc.gov.cn/ewebeditor/uploadfile/2015/07/20150731104831511.pdf.

[47] 中华人民共和国卫生部.抗菌药物临床应用管理办法.(2012-04-24)[2012-08-01].http://www.nhc.gov.cn/fzs/s3576/201808/f5d983fb5b6e4f1ebdf0b7c32c37a368.shtml.

[48] 国家卫生计生委办公厅,国家中医药管理局办公室,解放军总后勤部卫生部药品器材局.关于印发抗菌药物临床应用指导原则(2015年版)的通知.[2015-07-24].http://www.nhc.gov.cn/yzygj/s3593/201508/c18e1014de6c45ed9f6f9d592b43db42.shtml.

[49] 中华人民共和国卫生部.中华人民共和国卫生部令(第36号)——医疗卫生机构医疗废物管理办法.(2003-10-15)[2003-10-15].http://www.nhc.gov.cn/fzs/s3576/200804/0f57b459b0684c1abfc3596c94c394f1.shtml.

[50] 卫生部医政医管局.关于印发《医疗废物分类目录》的通知.[2003-10-10].http://www.nhc.gov.cn/yzygj/s3573/200804/e67ad21c68ec4032a28329823bfb875f.shtml.

［51］中华人民共和国卫生部.卫生部关于印发《医疗机构麻醉药品、第一类精神药品管理规定》的通知.［2005-11-14］.http://www.nhc.gov.cn/yzygj/s3577/200804/1e1ec9a576274cdabce4773e8933e9e7.shtml.

［52］国家环境保护总局,卫生部.医疗废物专用包装袋、容器和警示标志标准:HJ 421-2008.［2008-04-01］.http://kjs.mee.gov.cn/hjbhbz/bzwb/gthw/qtxgbz/200803/t20080306_119048.shtml.

［53］国家环保总局.关于发布《医疗废物集中处置技术规范》的公告.［2003-12-26］.http://www.mee.gov.cn/gkml/zj/wj/200910/t20091022_172250.htm.

［54］国家卫生计生委办公厅,环境保护部办公厅,国家发展改革委办公厅公安部办公厅,等.关于进一步规范医疗废物管理工作的通知:国卫办医发［2017］32号.［2017-09-13］.http://www.nhc.gov.cn/yzygj/s3585/201711/25d623d3f1484c4da47981e9e9d09468.shtml.

［55］中华人民共和国环境保护部.医院污水处理工程技术规范:HJ 2029-2013.(2013-03-29)［2013-07-01］.http://www.mee.gov.cn/gkml/hbb/bgg/201304/t20130403_250336.htm.

［56］中华人民共和国国家卫生和计划生育委员会.医

院医用织物洗涤消毒技术规范:WS/T508-2016.
(2016-12-27)[2017-06-01]. http://www.nhc.gov.cn/
ewebeditor/uploadfile/2017/01/20170105092028826.
pdf.

[57] 中华人民共和国卫生部. 医院感染监测规范:
WS/T312-2009.(2009-04-01)[2009-12-01].
http://www.nhc.gov.cn/cmsresources/mohyzs/
cmsrsdocument/doc5842.pdf.

[58] World Health Organization. WHO guidelines on
hand hygiene in health care.(2009). https://www.
who.int/gpsc/5may/tools/9789241597906/en/.

[59] 中华人民共和国国家质量监督检验检疫总局,
中国国家标准化管理委员会. 医院消毒卫生标
准:GB15982-2012.(2012-06-29).[2012-11-01].
http://www.nhc.gov.cn/ewebeditor/uploadfile/2014/
10/20141029163321351.pdf.

[60] 中华人民共和国卫生部. 医院空气净化管理规
范:WS/T368-2012.(2012-04-05).[2012-08-01].
http://www.nhc.gov.cn/wjw/s9496/201204/54511/
files/8df30d0236d3421c87492786c55c26e7.
pdf.

[61] 上海市卫生局. 关于下发《上海市医疗废物卫
生管理规范》的通知(有效):沪卫监督(2007)
6号.[2007-04-18]. http://wsjkw.sh.gov.cn/

zhjd1/20180815/58883.html.

[62] 中华人民共和国卫生部,中国国家标准化管理委员会.生活饮用水卫生标准:GB5749-2006.(2006-12-29).[2007-07-01].http://www.nhc.gov.cn/open/web_edit_file/20070618123913.pdf.

08检